休日にしっかり休んでも
毎晩きちんと寝ていても
ゆっくりお風呂につかっても
マッサージに通っても
どうしても
疲れがとれない……
そこには理由があるのです!!

みなさん、こんにちは。東京疲労・睡眠クリニック院長の梶本修身です。

「何をやっても疲れがとれない」

私の元を訪ねてくる方々がよく口にするセリフです。

そして、そういう方は、**肩こり**、**腰のこわばり**、**目の疲れ**など
さまざまな体の悩みを抱えています。そのため、マッサージなどに行くのですね。

しかし、その肩や腰の痛み、目の疲れは、実は、筋肉が原因ではありません。

疲れているのは筋肉ではなく「脳」なのです。

脳には私たちが生きていくうえで欠かせない「自律神経」のコントロールセンターがあり、
24時間365日休まず動き続けています。

そこに、さらに過度な負担がかかれば、脳が疲れてしまうのは当然。

脳が疲れると、自律神経が乱れがちになります。
すると、体に気になる症状が出てきます。

体の症状に対処しても、大元の脳に対処しなければ根本的な解決にはなりません。

私が提唱するのは、

脳から疲れをすっきりとり去る方法。

ぜひ試してみてください。

では、次のページのセルフチェックで、
あなたの脳がどのくらい疲れているか、チェックしてみましょう。

あなたの脳は
どのくらい疲れていますか？

□	毎朝、目覚まし時計や スマートフォンのアラーム音で目覚める
□	毎晩、ベッドに入ると５分以内に寝つける
□	夏でも就寝時にエアコンを消す
□	いびきをかく
□	集中力が高く、何かに没頭すると まわりが見えなくなる
□	疲れたら栄養ドリンクをよく飲む
□	ノルマを決めて運動するようにしている
□	仕事中、こまめに休むより、 まとめて休みたい
□	熱めのお風呂に長湯をするのが好き
□	「今日だけタクシー」と思っても がまんして歩く

いかがでしたか？

ひとつでもチェックがあったら、あなたの脳は疲れています。

もしかしたら、疲れをとるためにあえてしていた、という行動があったかもしれません。

残念ながら、それはあなたの勘違いです。脳をさらに疲れさせていた可能性も。

詳しいことは、本書でこれから説明していきます。

疲れをとるには、

毎日正しく脳の疲れをリセットすることが大切。

では、脳をリセットするために、何をすればいいのかというと、それは睡眠です。

ただし、ただ寝るだけでは、なかなか疲れは抜けません。

求められるのは、「**よい睡眠**」なのです。


では、どうすればよいのでしょうか？

そこで本書では、
毎晩「よい睡眠」に導く
「1分間すっきりストレッチ」
を紹介します。

驚くほどぐっすり眠れて、
脳からすっきり疲れがとれます。
気になる体の不調も改善されることでしょう。

「1分間すっきりストレッチ」を習慣にして
毎日の疲れを翌日に残さずリセット
しましょう。

血管やリンパ管の
詰まりをとって
疲労感を解消します

「1分間すっきりストレッチ」

STEP 1
太ももゆるゆる伸ばし

［20秒］

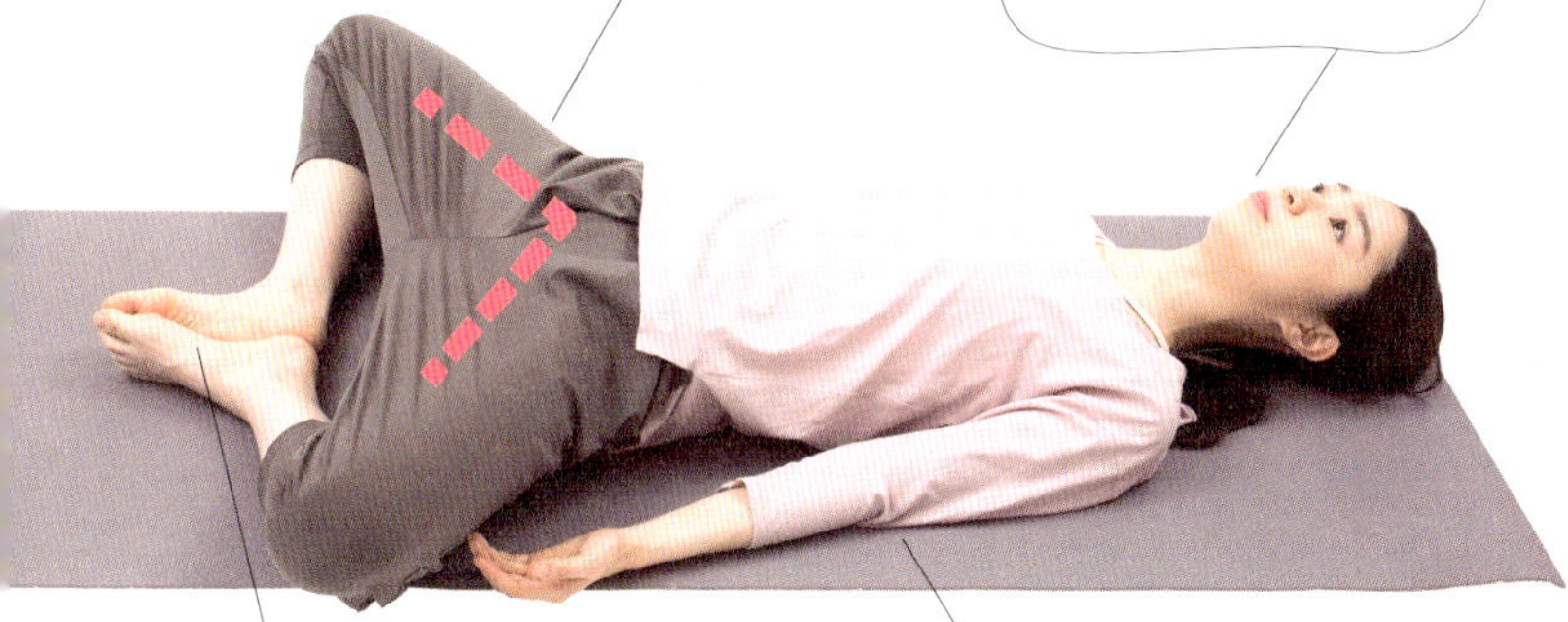
できるだけ90度になるように意識して開きます
呼吸は深くゆっくりと
両足の裏はぴったりと合わせます

《やり方》

1. ベッドや布団の上で横になります。
腕は、力を抜いて体の横に置いてください。
2. 両ひざを立てます。
3. 太ももを左右に開いて、左右の足の裏をぴったりつけます。
そのままの姿勢で、10～15秒キープします。
4. ゆっくり太ももを閉じて、両ひざを立てた状態に戻します。

➡詳しくはP.47へ

「1分間すっきりストレッチ」

STEP 2
ひざばたばたストレッチ

［30秒］

寝返りの癖づけで
いびきを防止、
眠りを深めます

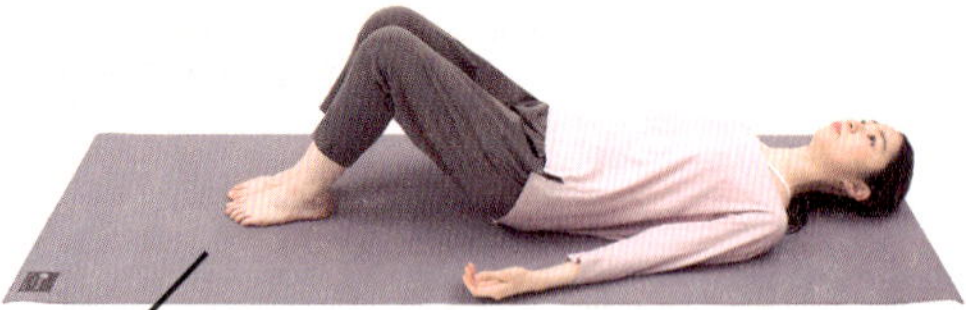

1 両ひざを立てた状態からスタートします。

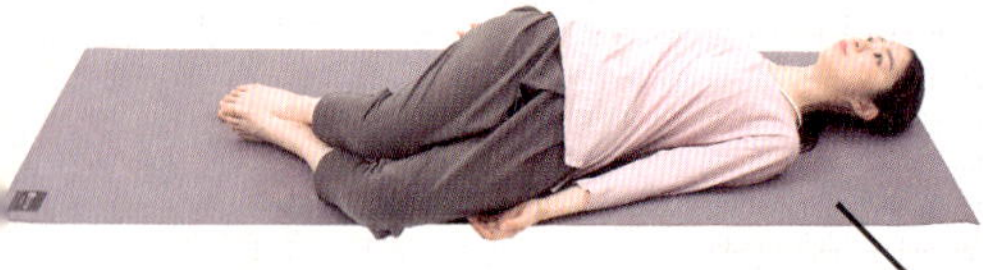

2 両ひざを一緒に、左側に倒します。このときはまだ、上半身は上を向いたままです。

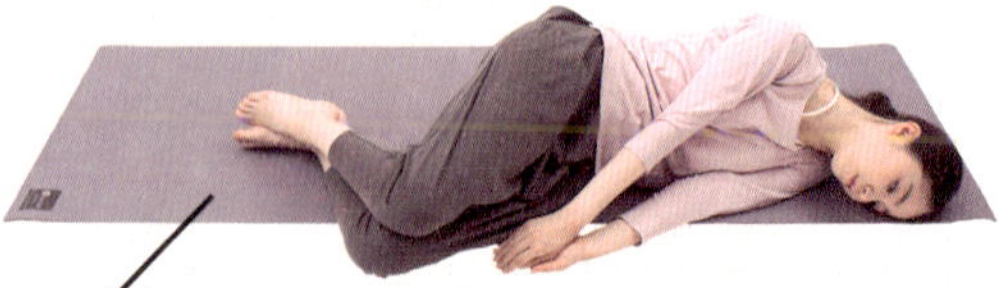

3 右腕と一緒に、上半身も左側に倒します。

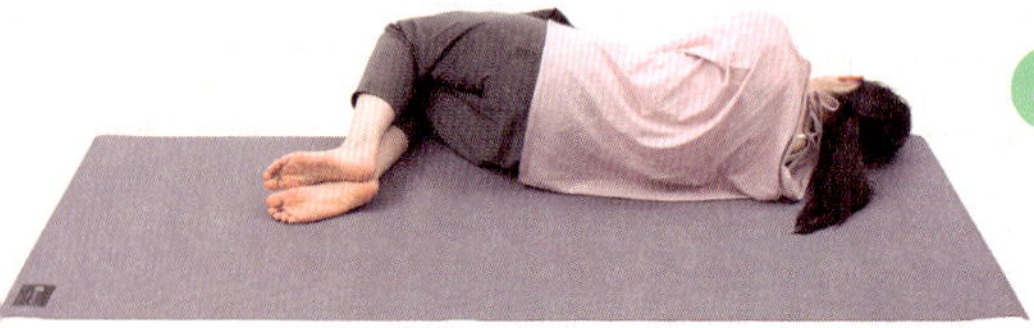

4 両ひざを立てた状態に戻したあと、右側も同様に行います。これを、左右交互に3秒ずつ、5回繰り返します。

➡ 詳しくはP.49へ

全身の関節を伸ばして
すっきりしましょう

「1分間すっきりストレッチ」

STEP 3
全身ゆったり伸ばし

［ 10秒 ］

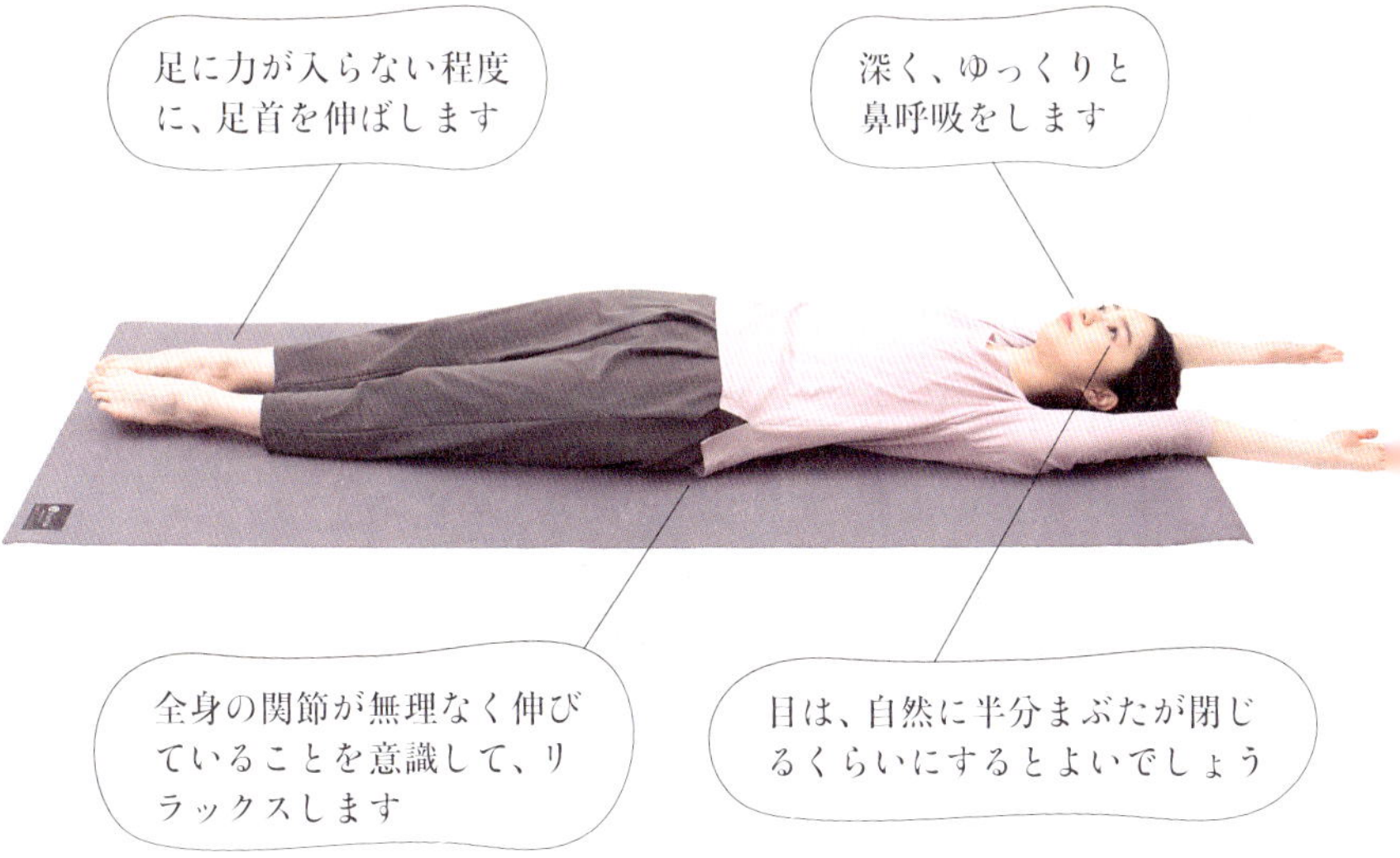

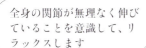

足に力が入らない程度に、足首を伸ばします
深く、ゆっくりと鼻呼吸をします
全身の関節が無理なく伸びていることを意識して、リラックスします
目は、自然に半分まぶたが閉じるくらいにするとよいでしょう

《やり方》

1. ゆっくり呼吸をしながら、両手を上に伸ばします。ひざを伸ばし、両足をまっすぐに伸ばします。
2. 手首、ひじ、肩、首、腰、股、ひざ、足首といった関節部分をまっすぐ伸ばすように意識して10秒キープします。

➡ 詳しくはP.51へ

「1分間すっきりストレッチ」

プラスα 舌ストレッチ

［10〜15秒］

舌とあごを動かして
いびきを防ぎます

※STEP1〜3のストレッチと合わせて行うと一層効果的です。

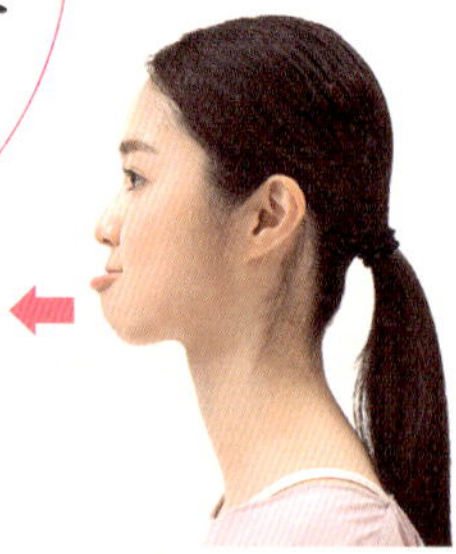

1 「下あごと下くちびるをぐいっと前に突き出す→元に戻す」を3回繰り返します。

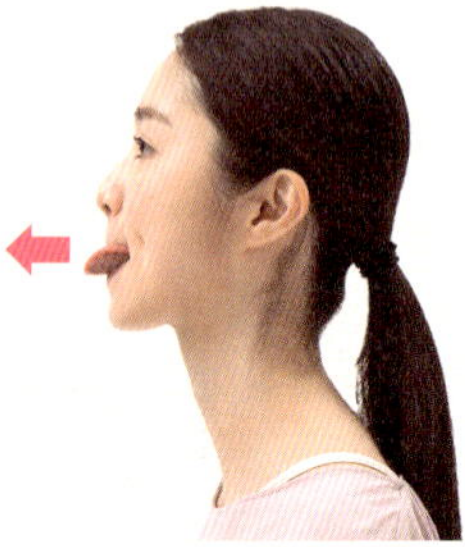

2 次に、舌を水平に前に出します。

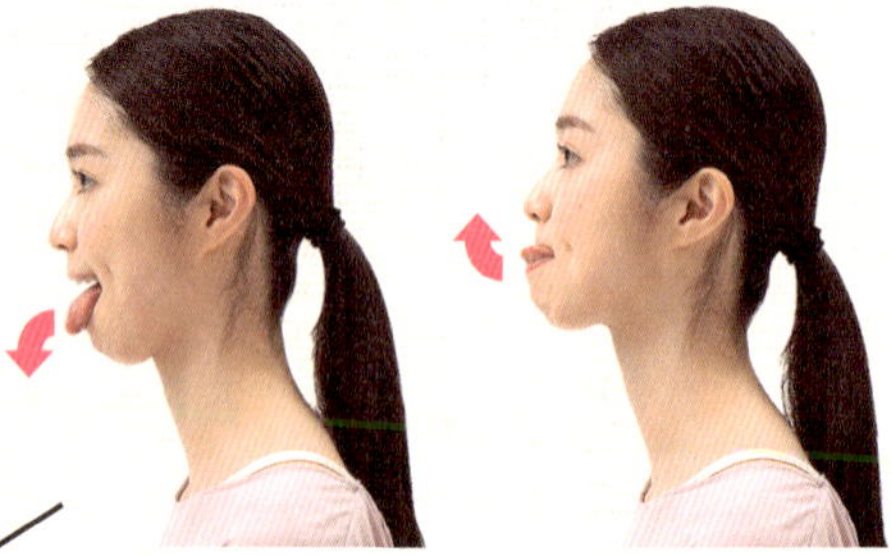

3 限界まで舌を出しきったら、舌を上下に3往復動かします。

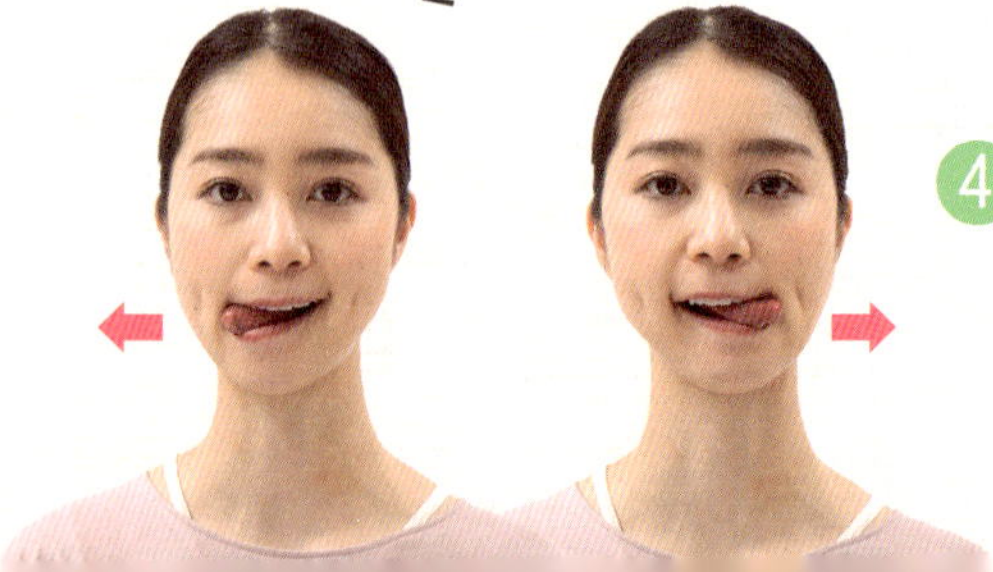

4 左右に3往復動かします。

➡ 詳しくはP.53へ

「1分間すっきりストレッチ」いかがでしょうか？

1回たった1分でOK。

しかも、やり方もシンプルです。

STEP1　**太ももゆるゆる伸ばし**

STEP2　**ひざばたばたストレッチ**

STEP3　**全身ゆったり伸ばし**

プラスα　**舌ストレッチ**

これらを、毎晩寝る前に行いましょう。

すると、ぐっすり深く眠れ、疲れをリセットできます。

脳からすっきり疲れがとれていくでしょう。

「1分間すっきりストレッチ」試してみました！

心と体がリセット。イライラしなくなりました

（藤田和佳さん　42歳　女性）

毎日だるく疲れがとれず、耳鳴りやむくみ、腰痛に悩まされ、イライラの毎日を過ごしていました。「1分間すっきりストレッチ」を始めたら、心と体がリセットされ、気分がよいと感じられるようになりました。朝の目覚めも快適です。

気持ちも体も軽くなり、集中力が戻りました

（伊大知崇之さん　50歳　男性）

最近疲れやすく、集中力の低下、腰痛、背中の痛みやかすみ目が出てきて、加齢のせいとあきらめていましたが、「1分間すっきりストレッチ」で安眠でき、目覚めると疲れが抜けるようになりました。集中力と気力に満ちた毎日を送っています。

熟睡を実感、関節痛と目の疲れも改善しました（沖増岳二さん 48歳 男性）

疲れがとれにくく、また首や腰の関節痛がひどくなり、不眠に悩まされていましたが、「1分間すっきりストレッチ」を始めたら毎日熟睡感があり、疲れがとれるだけでなく関節痛や目の疲れも改善しています。

目覚めがよくなり、疲れもすっきり（若林義雄さん 38歳 男性）

パソコンを使う仕事で、いつも疲労感があり、目や首、肩、腰がつらい状態でした。睡眠中によくこむら返りを起こしていたのですが、「1分間すっきりストレッチ」でそれがなくなり、熟睡できるように。毎日疲れがリセットされています。

※「1分間すっきりストレッチ」を1週間程度実際に試した方々の声です。
※効果には個人差があります。

はじめに

日本は世界有数の「疲労大国」。

厚生労働省の調査では、日本人の70％以上が日ごろから慢性的に疲労を自覚していることが報告されていますので、これはあながち間違った表現ではないでしょう。

実際、私のクリニック「東京疲労・睡眠クリニック」にも、毎日たくさんの患者さんが訪れ、悩みを訴えています。

私たちのまわりは、「疲労回復」をうたった商品やサービスにあふれています。にもかかわらず、疲れがとれないのはなぜでしょうか。

それは、**「疲れの正体と原因」が理解されていないから**にほかなりません。

そもそも、疲労の医学的な解明は、高血圧や糖尿病などの疾病《しっぺい》に比べて遅れていましたが、１９９０年代に厚生省（現・厚生労働省）が「慢性疲労症候群研究班」を立ち上げたのを機に、急速に進みました。

私がリーダーを務めた「疲労定量化及び抗疲労食薬開発プロジェクト」での研究をはじめ、疲労研究の成果が実を結び、**疲れるのは脳であり、脳を休めるには、よい睡眠が唯一の方法**であることがわかってきました。


1日中働きっぱなしの脳にしっかり休んでもらうには、どうしたらよいか？

みなさんに、「よい眠り」を提供するには、どんなアドバイスをすればよいか？

考え抜いた結果が、**「1分間すっきりストレッチ」**です。


本書ではあわせて、無理なく習慣にできる日常生活のコツを紹介しています。

本書を読んで、できるだけ多くの方が、朝目覚めたとき、「疲れがリセットできた！」と感じてくだされば、疲労研究に身を捧げてきた私にとって、これ以上の幸せはありません。

梶本修身

第1章 疲れているのは体ではなく脳だった！

第2章 「1分間すっきりストレッチ」で脳から疲れをすっきり解消！

第3章

疲れを感じたらこれでリセット！

かんたんおいしい疲労回復レシピ

第4章

脳を疲れさせない生活習慣

第1章

疲れているのは体ではなく脳だった！

「疲れているのは体」は間違い？
知られていない疲労の正体

✧疲労の正体は細胞のサビ

「ヒトは、なぜ疲れるのか？」ご存じですか？

「活動すると体内のエネルギーを消耗するから」と、お考えではないでしょうか？

結論から述べると、それは大きな間違いです。

飽食時代ともいえる現代社会において、体内のエネルギーが枯渇《こかつ》して疲労を起こすことはあり得ません。実際、焼き肉やウナギなどスタミナ食でエネルギーを補給したところで、疲れが回復しないことはすでに体験済みのことと思います。

疲れる理由。それは、細胞がサビるからです。組織を構成する細胞は酸素を消費しながら活動します。そのとき、酸素の1～2％が活性酸素となり、細胞自体をサビさせてしまうのです。自転車のチェーンがサビたら動きにくくなるように、細胞がサビたら組織全体もパフォーマンスが落ちます。これが疲労の正体です。

また、「運動や仕事で長時間活動すると、体が疲れる」と、思っていませんか？

実は、これも大きな間違いです。**疲れるのは、体ではなく、脳なのです**。

たとえば、同じ1kmの距離を歩く場合でも、4月の心地よい朝と8月の炎天下では疲労度は大きく異なります。同じ体重の人が同じだけ移動するわけですから、物理的には運動量は同じであり、筋肉の活動量も変わりません。

では、なぜ真夏の炎天下のほうが激しく疲れるのか？

それは、炎天下の活動で体温がどんどん上昇してしまわないように、汗をかかせたり、呼吸数を増やして熱い息を吐かせる命令を、脳が100分の1秒単位で出し続けているからです。

脳は、体中の内臓組織や筋肉を24時間休みなく制御しています。その機能を司《つかさど》っている脳の組織を「自律神経」といいます。自律神経は、体が常に安定した状態を維持できるように、体温、呼吸、循環、消化などを無意識下で制御する「体全体の司令塔」であり、もし1分でも制御を怠《おこた》れば、すぐに死んでしまう**生命にとって最も重要な器官なのです。**

✧ 疲れるのは自律神経

「疲れるのは、体ではなく自律神経」。それは、100mの距離を歩く場合をみても明らかです。100mくらいなら当然、筋肉に大きな変化やダメージは起こりません。しかし、わずか100mでも、自律神経は呼吸を早め、心拍を大きく上昇させます。さらに数百mも歩けば、じっとり汗をかいてしまうでしょう。つまり、活動することで最も変化が激しいのは、体ではなく脳の自律神経なのです。

活動による自律神経への負荷は、運動に限ったことではありません。**デスクワークの場合でも、やはり緊張や集中力を制御する自律神経がフル回転で活動しています。**

つまり、私たちが日常、活動することで生じる疲労は、すべて脳の自律神経の疲労といえるのです。

その証拠に、運動による疲労も、デスクワークによる疲労も、徹夜による疲労も、出現する症状は、全身倦怠感《けんたいかん》、頭重感《ずおもかん》、ふらつき、めまい、肩こり、むくみといった自律神経失調症とまったく同じなのです。

では、なぜ、私たちは脳が疲れているのに「体が疲れた」と感じるのか？

その答えは、動物が有する防衛本能にあります。「自律神経が疲れた」という情報の認知だけでは、実際に運動や活動をやめるかどうかが不確実です。しかし、「体が疲れた」と脳を誤解させることができれば、運動や活動を確実にやめさせることができ、自律神経に過度な負荷をかけることを防げます。

つまり、私たちは**あえて「体が疲れた」と自分自身の脳を誤解させることでオーバーワークを防ぐのです。つまり、自律神経に過度な負荷が加わって機能停止するのを防止しているのです。**

「疲労」と「疲労感」は必ずしも一致しない

✧疲労感をあてにしてはいけない

疲労とは何かを科学的に理解するとき、もうひとつ重要な知見があります。

それは、**「疲労」と「疲労感」とが必ずしも一致しない**という事実です。

たとえば、「4時間ぶっ続けでパソコン作業をする」「早朝から5時間、肉体労働する」などの場面を想像してください。いずれも疲労が蓄積することは明らかですし、疲労感もかなり出現することは想像がつくと思います。

しかし、「4時間、大人気のテレビゲームを楽しむ」「早朝から5時間、大好きなゴルフを楽しむ」といった場合、同じ活動量であっても、疲労感はパソコン作業や肉体労働ほど出てきません。

ヒトは実際には疲労を起こしていても、それを感じるのは脳であるため、脳の複雑な働きによって疲労感を覚えないことがあります。物理的な疲労の程度と、主観的な疲労感は一致しないことが多々あるのです。

では、なぜ疲労と疲労感にギャップが生じるのでしょうか?

疲労を起こすのは、おもに脳内にある自律神経の中枢です。この自律神経の中枢は、視床下部《ししょうかぶ》、辺縁系《へんえんけい》、前帯状回《ぜんたいじょうかい》などを含む回路で、脳の中心部分にあります。

そして、「疲労した」という情報を収集して疲労感として自覚させるのは、大脳の前頭葉《ぜんとうよう》にある眼窩前頭野《がんかぜんとうや》という部位であることがわかっています。

つまり、**疲労が起こるのはおもに自律神経の中枢で、その疲労を自覚するのは眼窩前頭野というわけで、それぞれ部位が異なるのです。**

過労死するのは動物界で人間だけ

✧楽しい仕事は過労死の元

「過労死する動物は人間だけ」という事実をご存じでしょうか？

疲労は、痛みや発熱とともに重要な3大生体アラームのひとつです。しかし、前述したように疲労と疲労感が必ずしも一致しないことから、**疲労が生体アラームとして効かなくなり、疲れが積み重なっているのにそれを感じなくなる恐れがあります。**

では、なぜヒトでは疲労感という生体アラームが効かなくなるのか？

それは、ほかの動物にはみられないほどに発達した前頭葉が原因です。前頭葉は、意欲や達成感の中枢と呼ばれ、人間の進化にも大きく貢献してきました。ただ、ヒトではあまりにも前頭葉が大きくなったために、**眼窩前頭野で発した疲労感というアラームを、意欲や達成感で隠してしまうことがある**のです。この現象を、「隠れ疲労」「疲労感なき疲労」といいます。

一方、前頭葉が小さいほかの動物、たとえばライオンは、獲物を追いかけるとき、どれだけ空腹であっても、疲労感を眼窩前頭野で自覚したら、アラームに従って追いかけるのをやめてしまいます。前頭葉が発達していないヒト以外の動物は、意欲や達成感より疲労感というアラームを優先して実直に行動するのです。そのため、ヒト以外の動物は過労死することがありません。

これまでに私たちが行った過労死の研究でも、日頃から仕事にやりがいや達成感がある、あるいは上司や同僚からの称賛、昇進といった報酬が期待できて**楽しく仕事をしているときほど、過労死のリスクが高い**といわれています。楽しい仕事ほど「疲労感なき疲労」が蓄積されやすく、体まずに仕事を続けることで疲労が脳と体を蝕《むしば》み、ついには過労死に至らしめるのです。

「飽きる」「作業効率が落ちる」「眠くなる」は脳疲労の3大サイン

✧サインを自覚したら脳を休めて疲労をストップ

脳が疲れていると、「飽きる」「作業効率が落ちる」「眠くなる」という3つのサインが現れます。

最初に現れるサインは「飽きる」です。

同じ作業を続けていると、脳内の同じ神経細胞の回路ばかりが使われるため、活性酸素が発生してその神経細胞が徐々に酸化していきます。酸化がひどくなると修復が困難になるため、脳は「違う神経細胞を使え」という指示を出します。これが「飽きる」というサインです。

「飽きる」のサインを無視して作業を続けていると、次に「作業効率が落ちる」というサインが現れます。作業をなんとか続けようとしても、頭がぼうっとしてきて、思うようにはかどらなくなります。

それでも無理して作業を続けていると、最後に「眠くなる」サインが現れます。

いずれの場合も、**サインを自覚した時点で休息をとって脳をしっかりと休めて、疲労を回復させることが大切です**。

さもないと、作業効率や生産効率が低下するだけでなく、注意力が散漫になり、視野が狭くなることで事故のリスクが高まります。さらに自律神経が疲労した状態が続くと、やがて高血圧症や糖尿病といった生活習慣病の発症率が高まり、免疫力の低下によるがんの発症リスクも上がります。認知症にもなりやすいことが報告されています。

健康を維持するうえで最も重要なことは、疲労のサインに気づいたらしっかりと休むことなのです。

乳酸は疲労の原因物質ではなかった

✧疲労の元凶扱いされてきた「乳酸」

何十年にもわたって、**「乳酸」は疲労の原因物質とされてきました。**

乳酸は、体内で糖質をエネルギー源として代謝するときに生じる物質ですが、この濃度が筋肉中で高くなると、酸性化（アシドーシス）が起こり、食事で得た栄養素をエネルギーに変える酵素の働きを悪くします。すると筋肉がエネルギー不足に陥って疲労が起こり、疲労感が自覚される――。これが乳酸＝疲労物質説にもとづく疲労の説明です。

この説は、近年の複数の研究によって反証され、誤りであることがわかりました。

「乳酸を投与しても、なにごともなかったように運動をし続ける」という動物実験の結果が次々と発表され、「乳酸がパフォーマンスの低下をもたらす証拠にはならない」と結論づけられました。

また、乳酸＝疲労物質説が唱える「乳酸が増えると酸性化が進む」というのも間違いであることが証明されました。

筋肉中のpH（ペーハー）は一定範囲内に保たれており、運動によって極端に酸性に傾くことはありません。筋肉の細胞は乳酸が増えても中和する仕組みが備わっているため、必要以上に酸性化することはないのです。

さらに最新の研究では、**乳酸の増加とそれに伴う若干の酸性化は、むしろ筋肉の活動を促進することがわかってきています**。これらのことから、疲労した筋肉では乳酸の濃度は高くなるものの、それは筋肉のパフォーマンス低下とは関係ないことが証明されたのです。疲労の原因は乳酸などではなく、脳の疲労なのです。

眼精疲労は自律神経の乱れを知らせるアラーム

✧実は目の疲労ではなかった「眼精疲労」

眼精疲労《がんせいひろう》は、これまで目の疲労と考えられてきました。しかし、研究が進むにつれて、**眼精疲労の原因は自律神経の乱れではないかということがわかってきました。**

実際、眼精疲労の患者では、かすみ目、充血といった目の症状に加えて、倦怠感や頭痛、肩こりなど、自律神経失調症にみられる症状が出現します。

眼精疲労が自律神経の疲れにあると考えられる理由は、焦点距離と自律神経の関係にあります。

ヒトに限らず哺乳類は、いち早く外敵や獲物を発見するために、緊張時は交感神経が優位になって遠くに焦点を合わせていました。逆に赤ちゃんに母乳を授けるようなリラックスした状況では、副交感神経が優位になって近くにピントを合わせるように設計されているのです。

しかし、現代社会のビジネスパーソンは、仕事をしているときは緊張で交感神経が優位になっているにもかかわらず、近くのパソコンやタブレットに焦点を合わせる必要が生じています。

本来、近くにピントを合わせるのは副交感神経優位の状況なので、自律神経において矛盾が生じます。そんな状態が長く続くと自律神経の中枢が疲弊《ひへい》し、それが眼精疲労として感じられるのです。つまり、**眼精疲労とは「自律神経が疲れている」というアラームにほかなりません**。

従って、目薬をさしたり、ホットタオルで目を温めたりしても、眼精疲労は解決しません。むしろデスクワーク中はこまめに休憩をとって席を立ち、遠くの景色を眺めるなどして、できるだけ交感神経と副交感神経のバランスをとる必要があるのです。

第2章

「1分間すっきりストレッチ」で脳から疲れをすっきり解消！

脳を休めるための睡眠は「量」より「質」が大切

✧いびきは睡眠の大敵

脳を休めて回復させるには、毎日の疲れをリセットすること。その最適な方法はよい睡眠をとることです。

睡眠の最大の目的は、「前日までの疲れを回復させること」。よい睡眠こそが前日までの自律神経の疲れをしっかり癒《い》やしてくれるのです。

よい睡眠を得るには、安全で快適な環境において、心身ともに安心できる安定した状況で眠ることが必要です。

その「よい睡眠」を妨げる最も大きな要因が「いびき」です。

いびきを「熟睡の証《あかし》」と思っている方が少なくありませんが、これは間違いです。

ここで、いびきをかくメカニズム確認しておきましょう。

いびきは、狭くなった気道を空気が通るときの摩擦音です。いびきをかいているときは、舌の根元やのどの筋肉、あるいは脂肪が気道をふさぎ、空気の通り道が狭くなっています。そのため呼吸をしていても、酸素が十分に体内にとり込まれません。

しかし、脳へも安定して酸素供給しないと疲労回復ができないので、司令塔である自律神経は、「心拍を上げて！」「血圧を上げて！」とせっせと指令を出し続けます。

本来、睡眠時は自律神経もできる限り活動を抑えて回復を図りたいわけですが、いびきで酸素不足になっている状態では、心拍や血圧を上昇させ、まるで睡眠中に運動しているように働かざるを得なくなります。

「寝ても寝ても疲れがとれない」という慢性疲労や睡眠負債の訴えは、実はいびきが原因だったということが非常に多いのです。

呼吸は、生きている間、ずっと続くものです。普段はあまり意識することがありませんが、実はかなりのハードワークなのです。**肺を風船、気道をストローにたとえると、6時間の睡眠では、平均して4000個以上の風船をストローで膨《ふく》らませている計算になります。**

ただでさえ呼吸は重労働ですが、いびきをかいていると気道が狭くなります。極細のストローを使って風船を膨らませているようなものと考えると、いびきが起こすダメージを想像しやすくなるでしょう。

✧女性のいびきは特に危険

ちなみに、**女性のいびきのダメージは、男性のいびきよりも甚大です。**

女性は肺活量が少ないためにいびきの音は小さいですが、肺活量が少ないということは、吸入できる酸素量も少ないということです。さらに、女性は貧血や低血圧の症状を合併することが多いので、脳に酸素が十分に行き渡らない状態に陥りやすい傾向があります。

特に、女性は更年期になると、女性ホルモンの減少で舌の筋肉の働きが低下します。気道が狭くなって寝息がいびきに代わることも多いため、注意が必要です。

自分がいびきをかいているかどうかわからない場合は、スマートフォンを枕元に置き、録音機能を使って睡眠中の呼吸音を録音してみましょう。いびきの録音・測定に特化した無料アプリを活用するのもおすすめです。

また、ベッドに入ってすぐに眠りに入る、いわゆる**「寝つきのよさ」を熟睡の証と考えている方も多いと思いますが、これも誤りです**。

一般にベッドに入ってから寝つくまでの時間は10分程度。5分以内に眠ってしまうのはいわゆる「寝落ち」であり、睡眠負債、すなわち慢性的に睡眠不足や睡眠の質が低下しているサインです。

実は、睡眠のリズムを作っているのも自律神経です。寝落ちするほど自律神経が疲れていると、よい睡眠を得るのは困難です。睡眠負債が自律神経の慢性的疲労を起こし、自律神経の疲弊が睡眠の質を低下させる悪循環に陥ることになります。**毎日寝落ちしている方は、いびき同様、生活習慣の改善が必要です**。

いびきを止めるには右向き姿勢が有効

✧横向きに適した枕と抱き枕を使おう

いびきを止めるには、どうしたらよいのでしょうか。

まずは、**「右向き」で寝ることをおすすめします。**

舌やのどの筋肉、脂肪が気道をふさぐのは、おもに「重力」の仕業《しわざ》です。仰向けに寝ていると、舌は重力の影響を受けて後ろに落ち込み、気道を狭めてしまいます。また、うつ伏せに寝ると、首を曲げたり、寝具で口がふさがれたりしますので、呼吸がしにくくなります。

しかし横向きに寝ると、舌根が落ち込んで気道が狭くなるのを防ぐことができます。

左向きではなく右向きがよいのは、胃の出口にあたる幽門部《ゆうもんぶ》が右下にあるからです。特に胃下垂《いかすい》の女性では、食物が胃にとどまることが多いので、右を下にして休む習慣をつけましょう。

寝ている間に姿勢が変わってしまうこともありますが、そのようなときは、抱き枕を抱いて横向きに寝るとよいでしょう。横向きで抱き枕を抱え込むような体位は「シムス位」と呼ばれ、循環や呼吸などすべてにおいて最も安定した体位とされています。実際、私たちの行った臨床試験では、**抱き枕を抱えると有意に横向きの姿勢が増え、いびきを減らすことが実証されています**。

本書で紹介する「1分間すっきりストレッチ」では、STEP2で横向きで寝返りをする癖をつけ、いびきを減らします。また、寝返りは一晩で10〜20回行うことが多いですが、これも睡眠中の血液の循環を維持するうえで重要です。枕が低反発だと頭の重さで枕が変形してしまい、寝返りの際に違和感が生じます。頭の重さは平均5kg。500ccペットボトル10本分もありますから、それを6時間以上支え続ける高反発の枕が重要です。

枕を購入する際は、仰向けで合わせるのではなく、横向きに適したかさのある枕を選びましょう。肩幅の分だけかさが高く、かつ、首をしっかり安定させる枕を使ってください。

✧重症化すると生命の危険も

私が特任教授を務める大阪市立大学疲労医学教室では、医療用に横向きの姿勢にフィットさせた高反発の枕と抱き枕「ラテックスメディカルピロー」を開発しました。臨床試験で有用性が実証されており、**8割の方においていびきや睡眠時無呼吸症候群を半減させることが確認されました。**「東京疲労・睡眠クリニック」のホームページから購入できますので、いびきのある方はぜひ試してみてください。詳しくはクリニックのホームページをご参照ください。

いびきは睡眠の質を悪化させ、生活習慣病リスクや認知症リスクを高め、免疫力を低下させます。いびきが重症化すると、完全に気道をふさぎ呼吸が止まる「睡眠時無呼吸症候群」に至りますが、これは突然死を起こす非常に恐ろしい病気です。実際、10秒間以上の無呼吸が1時間当たり30回以上ある30歳から60歳までの無治療者の場合、**10年の間に6人に1人が死亡する**というデータもあります。

無呼吸の症状が続く場合は、「簡易型PSG検査」の受診をおすすめします。自宅で眠るとき、ひと晩だけ指先に装置をつけておくと、いびきや無呼吸の有無がわかる検査です。健康保険3割負担の場合、2700円程度で受けることができます。

検査でいびきや無呼吸が判明し、それを完全に止めたい場合は、**「持続的陽圧呼吸装置（CPAP）」での治療が有効で、治療効果は100％です。**

CPAPは、鼻から空気を送り込んで気道を開き、呼吸を楽にしてくれる医療機器です。重度の患者さんにおいては健康保険適用で借りることができます。また、保険適用基準を満たさない軽度レベルの方は、東京疲労・睡眠クリニックなどいくつかの医療機関でレンタルすることも可能です。

血流が悪いと自律神経の疲れが増加する

✧自律神経を休ませるには血流を上げること

自律神経の役目は体の恒常性を維持することですが、なかでも重要な働きは、体のすみずみの細胞が正常に機能できるように、**脳をはじめとして全身に酸素をくまなく届けること**です。

そこで重要となるのが血流です。

血液の流れが悪いと、酸素がすべての細胞まで行き届きません。もしも細胞が酸素不足になると、細胞自体が死んだり、本来の機能を果たせなくなったりしてしまい、活動に支障をきたすばかりか、生命を維持できなくなるリスクもあります。

自律神経は、そうした事態を避けるために血圧を上げたり、心臓の拍動を高めたりしています。血流が悪いことは自律神経にとって大きな負荷となり、疲労を増加させてしまうのです。

逆にいえば、**血流がスムーズになれば、自律神経の負担を軽くすることができ、脳の疲労を軽減させることが可能となります。**

血流を促すには半身浴が有効ですが、簡単なストレッチでも、半身浴と同様の効果を得ることができます。

それを短時間で実現するためのストレッチが、本書で紹介する「1分間すっきりストレッチ」です。

「1分間すっきりストレッチ」は「よい眠り」に入る準備体操

◇血流を促して、同時にいびきも予防

ここまで読んできた方は、脳の疲れをとるには質のよい睡眠が必要で、そのためにはいびきを防ぎ、血流をよくすることがポイントであると理解できたと思います。

それを寝る前の1分間で準備してしまうのが、「1分間すっきりストレッチ」です。

「1分間すっきりストレッチ」は、睡眠の前に、パジャマやスウェットなどのリラックスできる服装で、そのまま眠れるようにベッドや布団の上で行います。

基本の3つのステップと、プラスαの「舌ストレッチ」から構成されるストレッチ。1分間程度しかかかりませんので、ぜひ試してください。

STEP 1 太ももゆるゆる伸ばし

《ねらい》

血管やリンパ管の詰まりをとって血液やリンパ液の流れを高め、疲労感を解消します。

《所要時間》

20秒

《やり方》

❶ ベッドまたは布団の上で横になります。腕は、力を抜いて体の横に置いてください。

❷ 両ひざを立てます。

❸ 太ももを左右に開いて、左右の足の裏をぴったりつけます。そのままの姿勢で、10～15秒キープします。

❹ ゆっくり太ももを閉じて、両ひざを立てた状態に戻します。

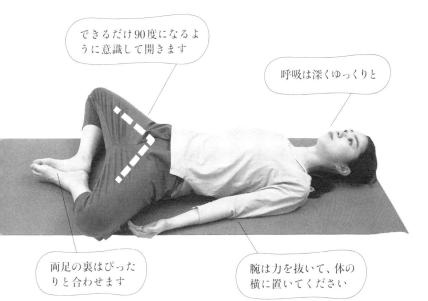

✧股関節を伸ばして血流を高める

仕事中に長時間、椅子《いす》に座ってデスクワークをしたり、帰宅後にソファに座ってテレビを見たりしていると、体の各関節の血管とリンパ管が圧迫されて、血液やリンパ液の循環が滞ります。

特に足の付け根は面積が大きいので、座った姿勢でいると、そこを通る多くの血管やリンパ管が折れ曲がります。実際、4時間座っている姿勢を続けると、血流量が10％低下することがわかっています。

寝る前に太もも（股関節を）伸ばし、足の付け根の血管とリンパ管をまっすぐにして血流を高めることを心がけましょう。

両ひざがベッドや布団につくくらいまで股関節を広げられるとベストですが、むずかしい場合は無理をせず、股関節が痛まない程度にとどめてください。

STEP 2 ひざぱたぱたストレッチ

《ねらい》
寝返りの癖をつけることで睡眠中、いびきをかきにくい姿勢をとりやすいようにします。

《所要時間》
30秒

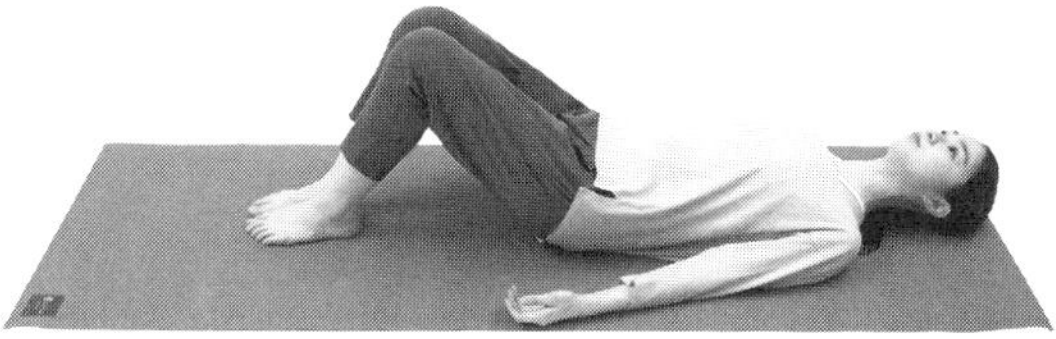

❶ 両ひざを立てた状態からスタートします。

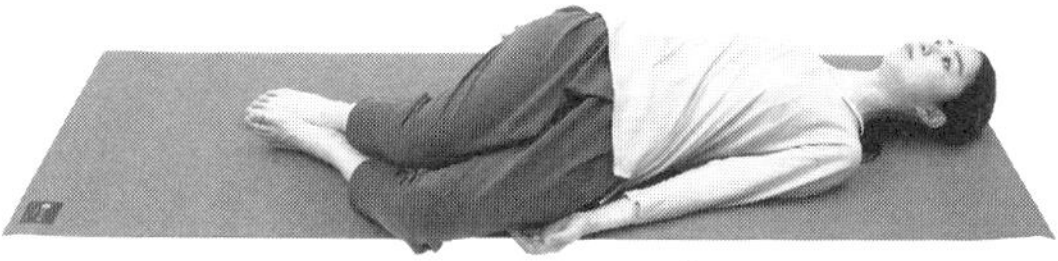

❷ 両ひざを一緒に、左側に倒します。このときはまだ、上半身は上を向いたままです。

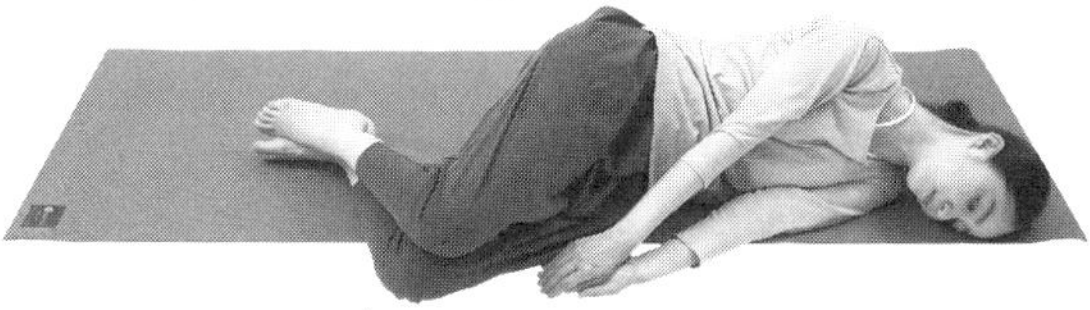

❸ 右腕と一緒に、上半身も左側に倒します。

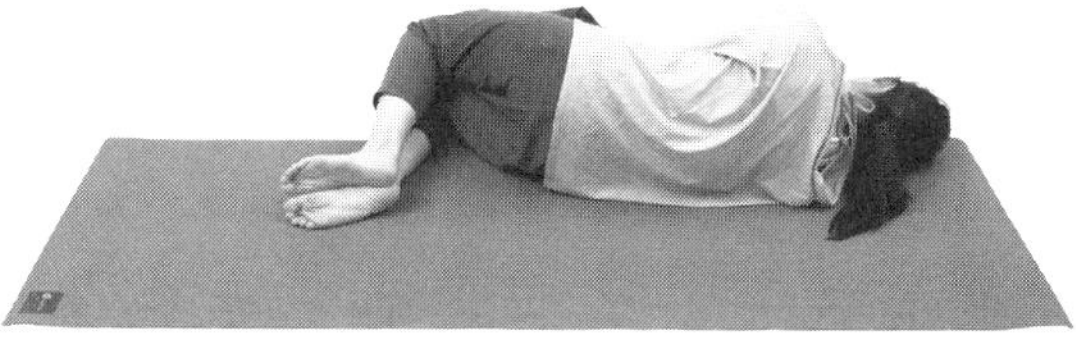

❹ 両ひざを立てた状態に戻したあと、右側も同様に行います。これを、左右交互に3秒ずつ、5回繰り返します。

睡眠中は気道を確保し、口を寝具でふさがないように、横向き（右向きがベスト）になるのが理想です。

STEP2の「ひざばたばたストレッチ」で体をひねる動きをすることで、寝ている間に仰向けになっても、横向きに寝返りをうつ習慣がつきやすくなります。ゆっくり深い呼吸で行いましょう。

✧全身をまっすぐ伸ばしてリラックス

最後に、全身の関節（曲がる部分）をまっすぐ伸ばします。

前述の通り、関節が曲げられると、そこを通る血管やリンパ管が圧迫され、血液やリンパ液の流れが滞ります。血流が滞ると、酸素を全身に安定して供給する働きを担う自律神経に大きな負荷が加わります。

全身の関節をまっすぐにすることで血管やリンパ管の圧迫をなくし、詰まりの解消

STEP 3 全身ゆったり伸ばし

《ねらい》

全身の関節部分を伸ばし、血管とリンパ管をまっすぐにすることで、全身をすっきりさせます。

《所要時間》

10秒

《やり方》

❶ ゆっくり呼吸をしながら、両手を上に伸ばします。ひざを伸ばし、両足をまっすぐに伸ばします。

❷ 手首、ひじ、肩、首、腰、股、ひざ、足首といった関節部分をまっすぐ伸ばすように意識します。

❸ この姿勢を10秒間キープします。

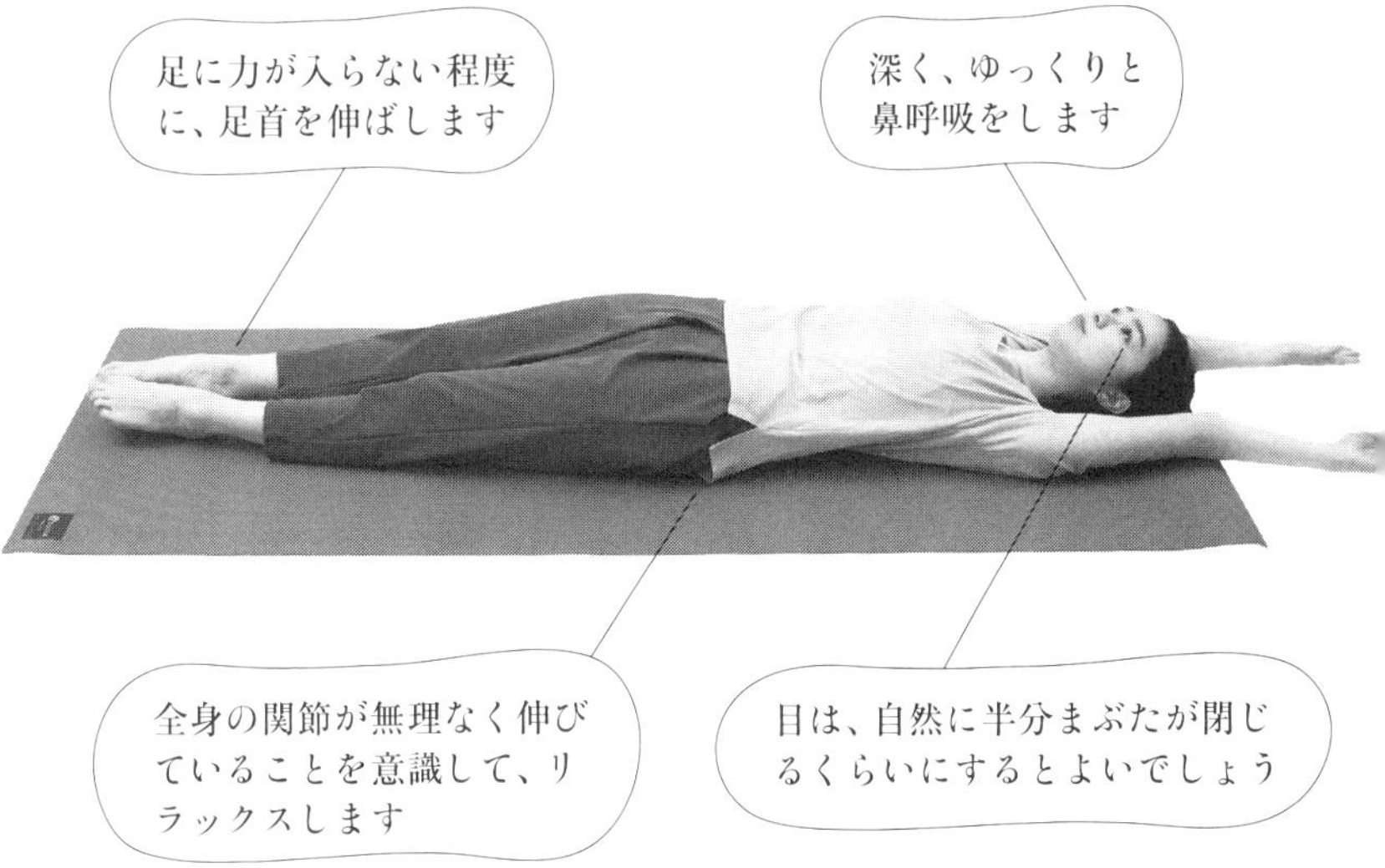
足に力が入らない程度に、足首を伸ばします
深く、ゆっくりと鼻呼吸をします
全身の関節が無理なく伸びていることを意識して、リラックスします
目は、自然に半分まぶたが閉じるくらいにするとよいでしょう

をすることで、「よい眠り」に入るための準備をします。いわば「ダメ押し」のストレッチです。

✧深い呼吸で副交感神経を優位に

また、**深い呼吸は、副交感神経を優位にするのに効果的です**。

STEP3のストレッチをしている間は、特にゆったりとした呼吸を心がけましょう。

通常より多くの酸素をとり込むことで、血管が開いて血流がよくなり、副交感神経が優位になり、だんだん気持ちがリラックスしてきます。

交感神経優位から副交感神経優位になるまでには、実は10分ほど時間がかかります。**寝る前の「1分間すっきりストレッチ」が終わったあとも、眠りに入るまで、呼吸は「ゆっくり深く」を心がけてください。**

プラスα｜舌ストレッチ

《ねらい》
いびきを防ぐために、舌根やあごの筋肉を鍛えます。

《所要時間》
10～15秒

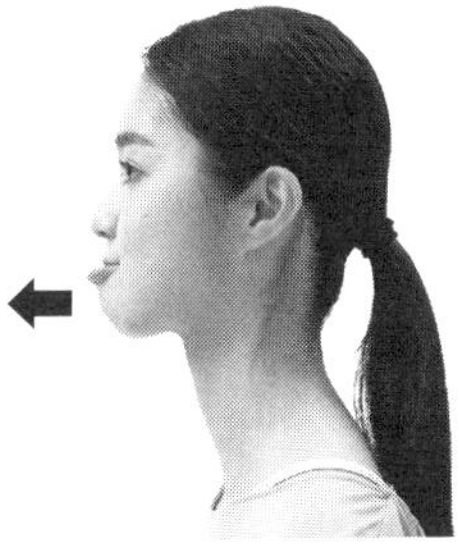

❶「下あごと下くちびるをぐいっと前に突き出す→元に戻す」を３回繰り返します。

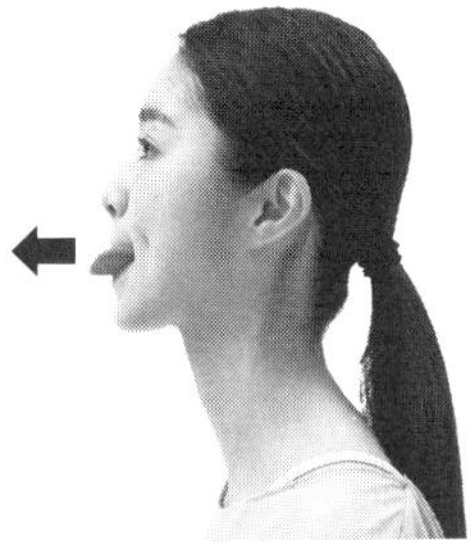

❷ 次に、舌を水平に前に出します。

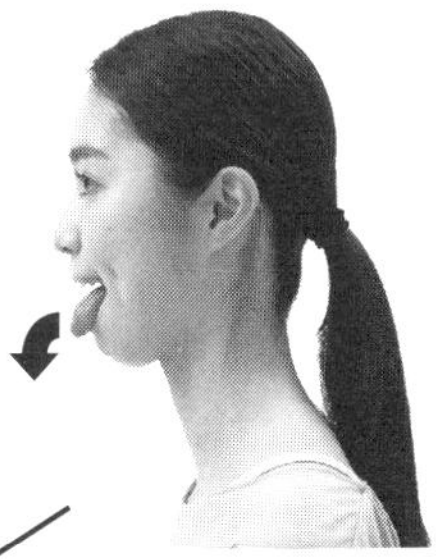

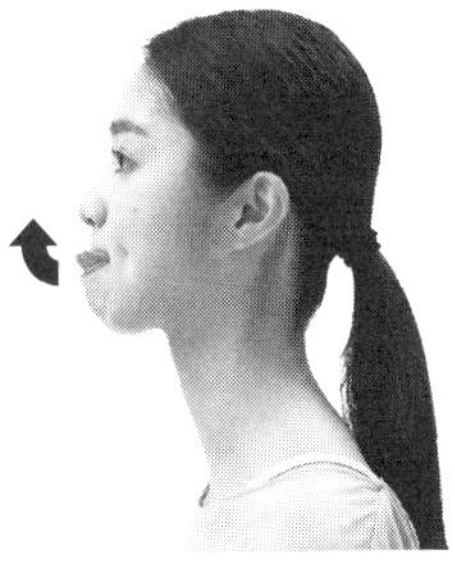

❸ 限界まで舌を出しきったら、舌を上下に３往復動かします。

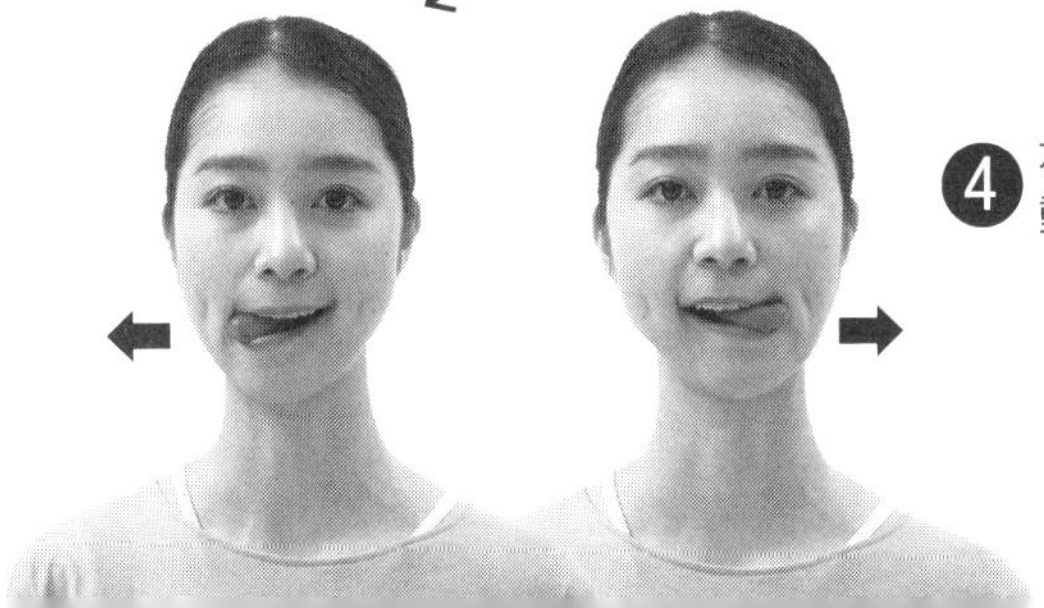

❹ 左右に３往復動かします。

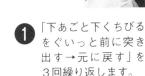

✧舌のストレッチでいびきを防ぐ

「舌ストレッチ」は特にいびき予防に有効なストレッチです。３つのＳＴＥＰとあわせて、あるいは、お風呂に入っているときなど、好きなタイミングで行ってください。

私たちは日常生活で、あごや舌をこのストレッチほど大きく動かすことはありません。

そのため、舌を支えたり、あごを動かしたりする筋肉が衰えて、仰向けになると重力に抵抗しきれなくなり、下方（のどの奥のほう）に落ち込んでしまいます。それがいびきの原因となるのです。

このストレッチを始めた最初の頃は、想像以上にキツく感じると思いますが、そこはぜひとも乗り越えてください。就寝前にこのストレッチを行うことで、舌の筋肉を刺激し、舌が気道に落ち込むことを防ぎます。そうしていびきが軽減されていくのです。

さらに**毎日続けることで、舌の筋肉の衰えを防ぎ、舌の可動域が広がり、筋肉が本来持っているパフォーマンスをとり戻すことができます。**

夏の夜、冷房はオン？ オフ？ 冷房は体に悪いって本当？

✧ 寝汗は睡眠の質を落とす

「1分間すっきりストレッチ」で睡眠の質は格段に向上しますが、さらにクオリティを上げるひと工夫がいくつかありますので、ここで紹介します。

みなさんは夏の夜、**「寝るときに、冷房をつけたままにするかどうか」**で迷った経験はないでしょうか。

男女には、快適に感じる温度に差があります。一般的に、筋肉量が多く、体内で産出される熱の量が多い男性のほうが、低めの温度を好みます。

一方、女性は高めの温度を好む傾向があるので、冷房をオフにして寝る方も多いと思います。

しかし、**眠っている間に寝汗をかいているようでは、体温調節のために自律神経が睡眠中も休まず働いていたことになります**。さらに、近年のように熱帯夜が続く夏、寝苦しいのをがまんして冷房をつけずに寝ると、熱中症を招く可能性が高まり、大変危険です。

「睡眠中の冷房は体によくない」という説に、根拠はまったくありません。

寝苦しい夜は、高めの室温設定でもよいので冷房をつけたまま眠りましょう。室温は何度が適当かとよく質問されますが、実は湿度によって快適性は大きく異なります。たとえば室温が28度でも、湿度が50％以下であれば、大半の方が快適と感じます。しかし、湿度が80％を超えるようでは、多くの人が不快に感じ、熱中症のリスクが高まります。事実、厚生労働省も28度は熱中症の警戒温度としています。最近のエアコンは除湿機能が付いている製品も多いですから、湿度を50％以下にするよう心がけましょう。

室内環境が快適であれば、自律神経を酷使せず、脳を休めることができます。

寒い冬の夜でも靴下をはいて眠るのはNG

✧靴下をはいて眠ると睡眠の質が下がる

冬は暖房をつけたままで眠ってかまいません。
夏と同様に、快適に眠れる室温をキープすることが大切です。

冬の夜に注意をしなければならないのは、部屋の外との温度差です。**極端な温度差は、脳のコントロールセンターの急発進を招きます**。脳の疲労につながるのはもちろん、血圧が急上昇して、心筋梗塞や脳卒中のリスクが高まります。

夜中にトイレに起きたり、朝ベッドから出て室外に行くときには、パジャマの上から羽織る部屋着や厚手のスリッパを着用して、温度差を少なくしましょう。

また、人間には**上半身を温めると交感神経が優位になり、心臓より下の下半身を温めると副交感神経が優位になる**という習性があります。

だから「頭寒足熱」が理想の就寝環境なのです。

ベッドに入ったら、肩や腕は布団の外に出し、心臓より下は布団をかぶって温かい状態をキープしてください。

冷え性の女性などで靴下をはいて眠る方も多いですが、靴下で足裏を覆うと体温を放熱することができません。睡眠中は脳や体の代謝を落として休ませることが重要なため、深部体温を1度ほど落とすようになっていますが、靴下をはくと放熱が進まず体温を下げることができないため、深くて質のよい睡眠を得ることができません。

靴下ではなくレッグウォーマーで足首を冷やさないようにして寝るのがいいでしょう。血流を阻害するようなタイトなものではなく、ゆったりしたものがベストです。

就寝の3時間前には部屋の照明をオレンジ色に変える

✧メラトニンの分泌を促して睡眠に備える

人間は昼行性の生き物ですので、本来、**昼に活動し、暗くなると眠るという生体リズムが、DNAに組み込まれています。**

これは、暗くなると脳内で生成される「メラトニン（睡眠ホルモン）」の影響によるものです。一方、朝起きたときに生成される「セロトニン」というホルモンは、起床後14〜16時間経過するとメラトニンに変換されます。

メラトニンの分泌を正常化するには、眠りに入る前の3時間、昼の光に近い白くて明るい光を浴びないようにするのが理想です。

そのため就寝1時間前からは、テレビやパソコン、スマートフォンのモニターの発する刺激の強い光をできるだけ避け、夕焼け色に近いオレンジ色の照明を使ったり、間接照明で光を弱めたりしてみましょう。

ベッドの中でスマートフォンの画面を見ながらＳＮＳに興じるなどは、最も安眠から自分を遠ざける行為です。寝る前の読書も、好ましくありません。

オレンジ色の光を演出するには、照明器具に市販のオレンジ色の耐熱フィルムを貼るなどの方法があります。

自然界における夕方から夜の環境を身のまわりに再現すると、睡眠モードへの準備が整いやすくなり、スムーズに眠りに入っていくことができます。

とはいえ、なかなか実践は難しいかもしれません。それならせめて、寝る前に「1分間すっきりストレッチ」を行うようにしましょう。

良質な睡眠がとれているかどうかはどう判断する？

✧「肌荒れ」と「朝の一歩」がバロメーター

ご自分の睡眠が十分かどうかは、クリニックに行って大がかりな測定をしなくても、簡単にわかります。たとえば「肌荒れ」と「朝の一歩」がバロメーターになります。

肌荒れは、良質な睡眠がとれていない、つまり疲労がリセットできていない証拠です。肌が荒れてくるのは、自律神経が疲弊して血流が滞り、肌に水分や酸素を豊富に含む血液が十分に行き渡らなくなるからです。

眠る前に「1分間すっきりストレッチ」や半身浴で血流をスムーズにしておくこと

は、美容にもつながる習慣になります。

また朝、ベッドや布団から出て立ち上がり、**最初の一歩を踏み出したとき、「つらい」「重たい」と感じたら、それは眠りが足りていない証拠**です。

起きたばかりのタイミングは、頭がまだ半分眠った状態です。

脳の前頭葉が「疲れを隠そう」とする余裕がないので、疲労感がストレートに現れるのです。

また、起床してから４時間後の覚醒度《かくせい》も、良質な睡眠を測る指標になります。

この時間帯は、実は１日のうちで最も覚醒度が高いところです。

このときに「眠い」と感じたら、睡眠が十分でない可能性があります。

しっかりと脳を休めることを意識して、休養をとってください。

第3章

疲れを感じたら これでリセット！

長時間椅子に座っていると自律神経が疲れてしまう

✧オフィスでもできるエクササイズで血流を改善

日本人の平日の座位時間は1日7時間。
これは世界でもトップクラスの長さです。

椅子に座っていると、股関節が90度に曲がります。
そうすると、**足の付け根を通っている血管やリンパ管が折れ曲がり、圧迫されて血流やリンパの流れが阻害されます。**

血流が悪くなると、全身に酸素を安定して供給している自律神経に大きな負担がかかります。

実際、**1日に7時間以上座っている人は、5時間以内の人に比べて10％以上早死にする**ことが知られています。

血管やリンパ管の圧迫を避けるには、股関節を曲げないことが一番です。

最近では、立ったまま仕事ができるスタンディングデスクを導入する企業もあるようですが、１日中立ったままでパソコンを操作したり、資料を読んだりするのはあまり現実的ではありません。

また、座らなければいいというものでもありません。立位姿勢を保持することも自律神経に負担をかけますし、立位の同じ姿勢のまま筋肉や関節を緊張した状態で固まらせてしまうことは、血液の流れを悪化させます。

そこで提案したいのは、「こまめに立ち上がって歩く」ことです。

脳疲労の3大サイン「飽きる」「作業効率が落ちる」「眠くなる」が現れる前に、こまめに席を立って歩きましょう。

✧ふくらはぎを刺激して血流改善

立って歩くことで、血液やリンパ液の流れを元に戻すと同時に、血液を循環させる働きのあるふくらはぎが刺激されるので、血流がさらに改善します。

意外かもしれませんが、**ふくらはぎは血流に重要な役割を果たす部位です**。

歩くときは、下肢の前面と後面（ふくらはぎ）の筋肉が、交互に緊張と弛緩《しかん》を繰り返します。その動きが、まるでポンプのように、全身の血流を促すのです。

これを「ミルキング・アクション」といいます。

この働きがあるため、ふくらはぎのことを「第2の心臓」と呼ぶ人もいます。

歩いて「ミルキング・アクション」を活発にし、血流を促すことで、むくみや冷え性の症状を緩和し、結果として脳の働きも最低限に抑えられます。

また、立って歩くことで飛行機の機内、自動車やバスの車内など、狭い空間で長時間座り続けるとリスクが高まる「エコノミークラス症候群」も予防することができます。

とはいえ、「歩き回る場所がない」という環境で座って仕事をしている人もいるでしょう。

オフィスに**歩き回るスペースがない場合におすすめしたいのが、「10秒間ジャンプ&ステップ」というエクササイズです**。

これは自分の体から半径1メートルくらいのスペースがあればできますし、たった10秒のエクササイズですので、場所と状況を選ばず、手軽にとりくむことができます。

仕事中に脳疲労を感じる前に、こまめにこのエクササイズをして脳をリセットしたほうが、作業効率が下がらず、結果的によい仕事ができるはずです。

10秒間ジャンプ&ステップ

《ねらい》

ミルキング・アクションを活発にして、血流を促します。
むくみや冷え性を軽減し、脳へのストレスを軽減します。

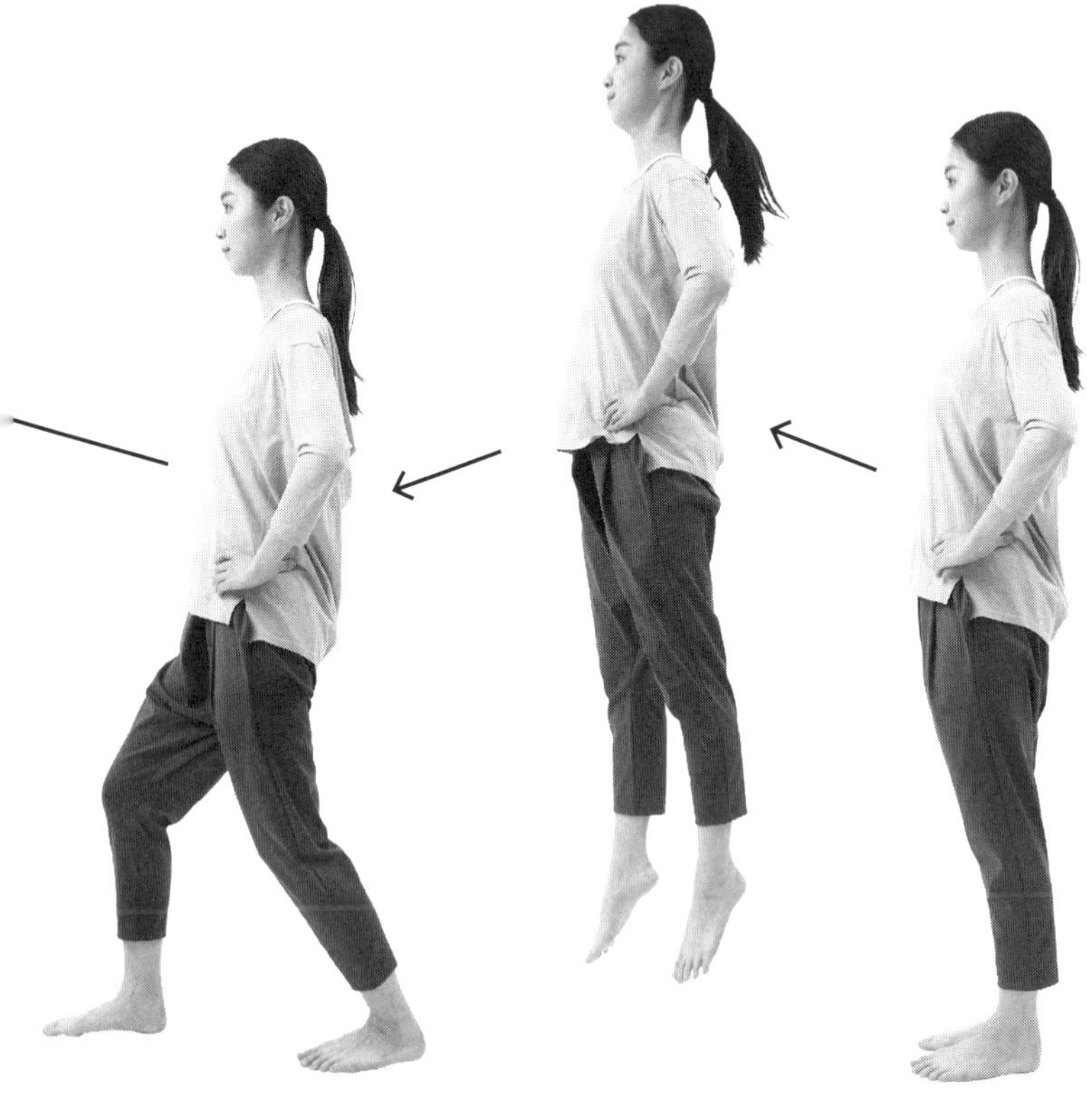

❶ 両手を腰に当て、背筋をまっすぐにして立ちます。

❷ その場で小さく飛び上がり、右足を前、左足を後ろに出して着地します。

ジャンプして着地する動きが、歩いたときと同等のミルキング・アクションを引き起こします。血流を改善すると、自律神経にかかる負担がかなり軽減します。

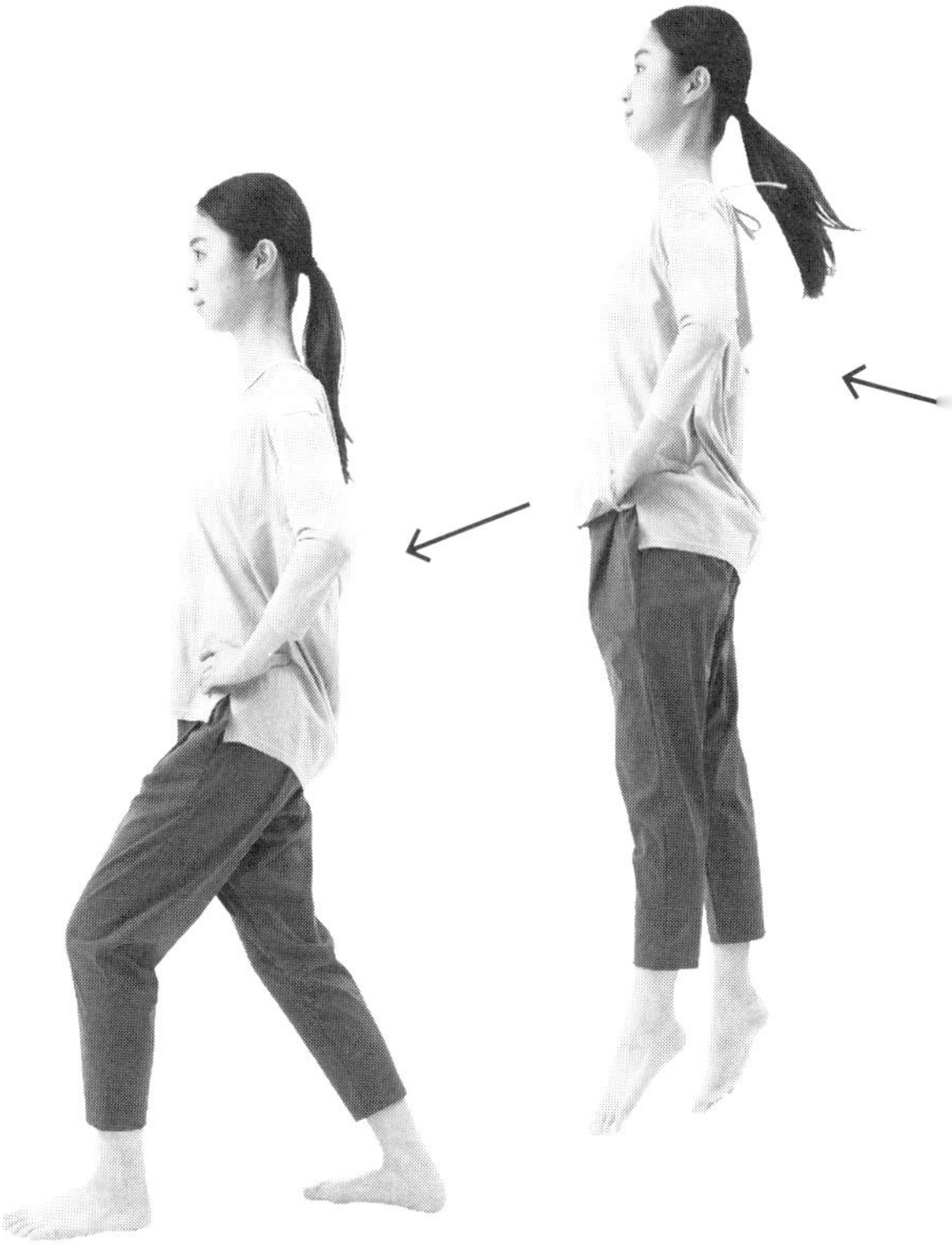

❸ 同様に、小さく飛び上がり、左足を前、右足を後ろに出して着地します。

❹ 10秒間で❷〜❸を5〜10回繰り返します。

(無理せず自分のペースで行いましょう)

日本茶の3つの成分を日常生活にとり入れる

✧日本茶には疲労軽減成分がたっぷり

私たちが普段、何気なく飲んでいる日本茶には、意外な疲労軽減効果があります。日本茶にはカフェインやカテキンが含まれる、ということは比較的よく知られていますが、この2つは日本茶に含まれる成分のほんの一部です。

日本茶にはほかに、**アミノ酸の一種であるテアニン、ビタミンEやビタミンCをはじめとしたビタミン類、抗菌・抗ウイルス作用があるサポニン、虫歯予防作用のあるフッ素、消臭作用のあるクロロフィル、ミネラル類**などの成分が含まれています。

このうち、カフェイン、カテキンとテアニンが「日本茶の3大成分」です。
これらの成分は、それぞれ効能が異なります。

覚醒作用のあるカフェイン

カフェインには、脳の中枢神経を刺激して興奮させる作用（覚醒作用）があります。コーヒーにも含まれる、比較的よく知られた成分で、眠気を誘発するアデノシンという物質の働きを阻害する作用で覚醒度を高めます。

しかし、**カフェインを摂取すると眠気が覚めますが疲労を回復させているわけではありません**。そのことが脳をだまして疲労を隠してしまいます。

従って、カフェインを頻繁に摂取すると、「隠れ疲労」を引き起こす原因にもなりかねません。

カフェインは、「眠気があるけどどうしても頑張らなければならないとき」だけ摂取するようにしましょう。

✧お茶は数時間おきに飲む

活性酸素をとりのぞくカテキン

カテキンは抗酸化物質・ポリフェノールの一種で、茶葉には4種類のカテキンが含まれています。緑茶の渋みの主成分がカテキンです。

体脂肪低下作用、血中コレステロール低下作用があるため、ダイエット効果で知られていますが、**細胞の酸化を引き起こす活性酸素を消してくれる作用**もあります。

ただしその効果は2時間以内しか持続しませんから、数時間おきに摂取するとよいでしょう。

ビタミンCやビタミンEにも抗酸化作用がありますので、お茶は疲れがたまりがちな日中に摂取するとよいでしょう。

副交感神経を優位にするテアニン

テアニンはアミノ酸の一種です。

お茶にはほかにも、グルタミン酸、アスパラギン酸、アルギニンなどのアミノ酸が含まれており、うま味の元となっています。

テアニンには、興奮抑制作用があります。お茶がコーヒーほど強い興奮作用をもたらさないのは、そのためです。

ある大手お茶メーカーの調査によると、**テアニンを飲んだ人の脳波を測定した結果、リラックスしている状態のときに多く出現するα波が上昇することが判明しました。**

夜眠る前、副交感神経を優位にするために、テアニンを多く含むお茶を飲むのは有効です。

お茶には、茶葉の種類や産地、製法によって、たくさんの種類があり、成分の割合も変わってきます。求めている成分を多く含む種類のお茶を選んで飲むのもひとつの方法ですが、もっと手軽な方法があります。

✧淹れる温度の違いでお茶の効能効果が変わる

実は、**お茶は、お湯の温度を変えるだけで、抽出される成分が違ってくる**のです。これは、コンビニやスーパーで手軽に手に入る煎茶にも当てはまる特徴です。

80度前後で淹れると、カフェインが最も多く抽出されます。

どうしても仕事を頑張らなければならないときは80度前後でお茶を淹れ、カフェインの覚醒効果を活用しましょう。

90度以上の高温で淹れると、カテキンの含有量が多くなります。お茶の色は薄く、苦味が強くなります。

この温度で淹れたお茶を飲むと、抗酸化作用のあるカテキンが体内にとり込まれ、脳の疲れをリセットすることができます。

疲れたと感じたときは、「10秒間ジャンプ&ステップ」を行い、高温で淹れたお茶を1杯飲むことを習慣づけると効果的です。

一方、**65～70度の低温で蒸らす時間を90秒以内にして淹れると、テアニンの含有量が最も優勢になります**。この温度ではカフェインやカテキンはほとんど抽出されません。

お茶の色は濃く、うま味と甘味が強くなります。

テアニンは、自律神経の興奮を鎮《しず》める働きがあり、自律神経の疲労を癒やす効果も期待できます。夜はお茶を低温で淹れてリラックスしましょう。

夏は水出しのお茶をおすすめします。

水でゆっくりと抽出しますので、テアニンが多く抽出されます。

テアニンのリラックス効果と冷たさは、蒸し暑い夏にぴったりです。

疲労軽減効果が実証された鶏のむね肉

✧疲労軽減物質「イミダペプチド」

ここまで、脳の疲れをとる方法をいろいろ紹介してきました。ここからは「食べて疲れをとる」方法をお伝えしていきたいと思います。

毎日の食事に疲労軽減効果のある食品をとり入れるのは、無理なく脳の疲れをとる賢い方法です。しかし、どんな食品に疲れをとる効果があるのか、すぐにはピンときませんよね。

一般に疲れをとるといわれてきた、いわゆるスタミナ食は、「疲れは筋肉から」と思われていた時代の間違った考えです。高カロリー、高タンパクのこってりした食事は、消化吸収にエネルギーを使うので、かえって自律神経を疲れさせてしまいます。

その代わりにおすすめしたいのが、「イミダペプチド」を含む食品です。

「イミダペプチド」は正式名称を「イミダゾールペプチド」といいます。科学的な実験で、1日に200㎎を目安に最低2週間ほど摂取し続けると、**76％の被験者において脳疲労が軽減することが判明しています。**

イミダペプチドは、渡り鳥の翼の筋肉（むね肉）、マグロやカツオなど回遊魚の尾の筋肉など、常に激しく動き続ける部位に多く含まれる物質です。

なぜそのようなところに多く存在するかといえば、生物の進化の過程で、動物たちが消耗の激しい部位にイミダペプチドを作る合成酵素を増やしてきたためだと考えられています。

渡り鳥や回遊魚《かいゆうぎょ》は、**体の消耗の激しい部位でイミダペプチドを合成して抗酸化作用を発揮**させ、細胞に発生した活性酸素をその都度たたき続けることで、疲れることなく長い距離を飛んだり、泳いだりすることができているのです。

✧人間は脳内でイミダペプチドを合成

実は、人間もこのイミダペプチド合成酵素を持っていることがわかっています。人間の場合、骨格筋だけでなく、脳、なかでも自律神経中枢の組織にもイミダペプチドが豊富に含まれています。

「人間は考える葦《あし》である」の言葉通り、人間は筋肉よりも脳のほうが消耗が激しいということなのかもしれません。

そして、人間の体内では、イミダペプチドを多く摂取することで、それが消化されてアミノ酸となって脳へ届き、脳内でイミダペプチド合成酵素によってイミダペプチドが作られ、優れた抗疲労効果を発揮します。これは研究の結果、わかってきたことです。

つまり、材料を摂取しておくことで、自力でイミダペプチドを脳内で合成し、自らの抗酸化力を活性化する仕組みです。

２００㎎のイミダペプチドは鶏のむね肉であれば１００g、カツオであれば１５０gに含まれます。

コンビニなどで簡単に手に入る「サラダチキン」は、鶏のむね肉です。

１パック１００g以上の商品がほとんどですので、食事のメニューにサラダチキンを１パックとり入れれば、イミダペプチドの１日の必要摂取量をカバーできます。

イミダペプチドは、翼や尾などのほか、太ももや背中など、体を支える部位の筋肉にも含まれています。しかし、**鶏むね肉のイミダペプチドの含有量は飛び抜けていま****す**ので、肉を食べるなら鶏むね肉を選んだほうが効率もよく、かつ経済的です。

なお、スタミナ食材としておなじみのウナギには、疲労軽減効果は期待できません。スタミナ食材の効能は、日本がまだ貧しかった時代、栄養が不十分で、エネルギーも不足していた頃の名残であるといわれています。現代社会において、摂取カロリーが不足して疲労したり、エネルギーが枯渇して疲れるといったことは皆無といえます。

✧疲労回復ドリンクは効果なし

また、**ビタミンB_1も日本人の充足率は136％であり、ほとんどの人はサプリなどで追加して摂取する必要がありません**。

50年以上も前に発売開始になった「肉体疲労時の栄養補給」をうたう栄養ドリンクも、ビタミンB_1が含まれていればその効能を表示できます。

しかし、ビタミンが不足しがちだった時代には効果的だったかもしれませんが、残念ながら現代社会ではわざわざ摂取する理由が見つかりません。

ちなみに、栄耀ドリンクによく含まれている成分に「タウリン」があります。この物質が疲労回復に効果があるという印象を持っている方も多いようですが、これまでの60年間で、**タウリンが疲労回復に対して効果があったことを示す臨床試験結果はひとつもありません**。

実際、ＣＭでも「タウリン２０００mg配合」などとはいっていますが、「タウリンは疲労回復に効果がある」とはひと言もいっていません。

それは、もし「タウリンは疲労回復に効果がある」と宣伝したら、たちまち薬事法違反に該当することになるからなのです。

鶏むね肉のほかにもあるさまざまな抗疲労食材

✦お茶のカテキンもポリフェノールの一種

エネルギー効率を高める「クエン酸」

健康番組などでよく登場するクエン酸ですが、「クエン」は漢字で「枸櫞」と書き、レモンの親戚であるシトロンを意味しています。つまり、柑橘類に多く含まれている物質であることからついた名前です。

クエン酸は細胞のエネルギー効率を高める働きがあるため、間接的に疲労を軽減する効果が期待できます。梅干し、レモンやグレープフルーツなどの柑橘類、黒酢などに多く含まれているので、手軽に摂取することができます。また、薬品としてドラッグストアなどで入手することも可能です。

クエン酸はイミダペプチドと併用すると、偏食傾向のある方や摂取カロリー自体が少ない方に効果的です。

抗酸化物質「コエンザイムQ10」
必須脂肪酸「EPA」、「DHA」

かつて「ビタミンQ」と呼ばれたこともある**コエンザイムQ10は、エネルギー代謝をアップしてくれる抗酸化物質**です。細胞が適切に機能するために必要な物質であるといわれており、動物から植物までの生物の細胞に含まれていますが、特にイワシやサバなどに多く含まれています。

✧EPA・DHAは青魚から摂取

EPA（エイコサペンタエン酸）、DHA（ドコサヘキサエン酸）は、血中の中性脂肪値やコレステロール値を改善する効果のある必須脂肪酸です。人間の体内では生成できないため外から摂取する必要があります。

おもに青魚の脂に多く含まれているため、イワシやサバ、サンマなどから摂取されますが、マグロやブリにも含まれています。

厚生労働省による摂取基準では、1日にEPAとDHAを合わせて1g以上摂ることが望ましいといわれていますが、それは焼き魚だとサンマ1尾、イワシ2尾、刺身だとマグロのトロ4～5切れ、ブリ6～7切れに相当します。最も手軽な方法としては、サバの缶詰が入手しやすく、比較的安価です。

すぐれた抗酸化作用のある「リンゴポリフェノール」

リンゴポリフェノールは、全部で数千種類あるポリフェノールのひとつで、お茶に含まれるカテキン類も、リンゴポリフェノールの一種です。その名の通り、リンゴに多く含まれます。

リンゴポリフェノールにはすぐれた抗酸化作用がありますが、代謝が速いため、疲労軽減効果が持続しないのが難点です。

イミダペプチドは材料を摂取することで、体内で少しずつ合成してその都度抗酸化力を発揮できるため、抗疲労効果が長続きしますが、ポリフェノールは代謝が速く、体内での効果発現時間が短いため、長時間にわたる抗疲労効果が期待しにくいという短所があります。

本書では、このあとの89ページから、イミダペプチドを多く含む鶏むね肉を中心に、そのほかの抗疲労食材と組み合わせたレシピを紹介していますので、参考にしてください。

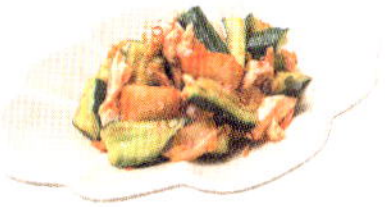
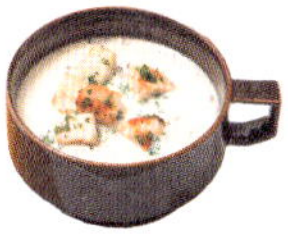
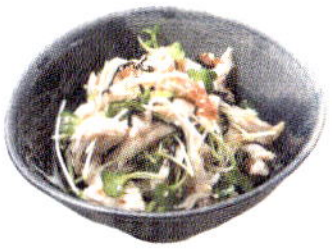
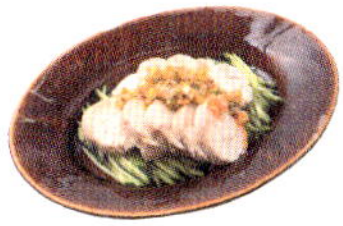

抗疲労物質
イミダペプチドを上手に摂取！

かんたんおいしい
疲労回復レシピ

「サラダチキン」と「鶏むね肉」を使った
バリエーション豊かで大満足の
疲れすっきりおすすめレシピを紹介します

「サラダチキン」のアレンジレシピ　→　P90へ
「鶏むね肉」のアレンジレシピ　→　P100へ

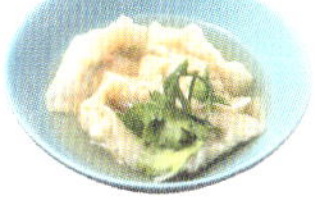
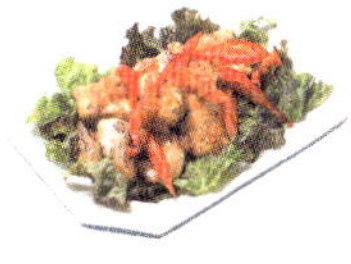
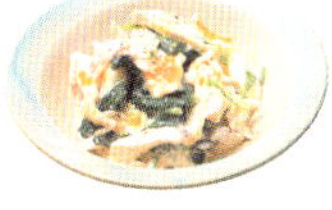
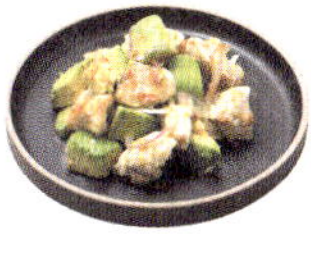

- サラダチキンは115～120g前後、鶏むね肉は1枚300～360g前後を想定しています。
- 計量の単位は、小さじ1＝5ml、大さじ1＝15ml、1カップ＝200ml、いずれもすりきりで量ります。
- 卵のサイズはMサイズを使用しています。
- 電子レンジの加熱時間は、600Wの場合の目安です。500Wの場合は2割増しにしてください。電子レンジ、オーブントースター、オーブンの加熱時間は、メーカーや機種によって異なりますので、様子を見ながら加減してください。また、加熱する際は付属の説明書にしたがって、高温に耐えられる容器や皿を使用してください。
- 液体を電子レンジで加熱する際、突然沸騰する可能性がありますので、ご注意ください。

キムチのピリ辛味で食欲増進！
疲れに負けない！

サラダチキンのピリ辛キムチ和え

《材料（2人分）》

サラダチキン…1/2個
キムチ…30g
きゅうり…１本
A［ごま油…小さじ１
　しょうゆ…小さじ１
輪切り唐辛子…お好みで

《作り方》

1. サラダチキンは1口大にちぎる。きゅうりは包丁の柄でたたき、乱切りにする。
2. ボウルに、1、キムチ、A を加えざっくりと混ぜ合わせ、器に盛る。

＼ ポイント！ ／

コンビニで買える食材だけで、あっという間にチキンがボリュームアップの一皿に。キムチで発汗を促し、カリウム豊富なきゅうりでむくみ改善。

サラダチキン
アレンジレシピ
1

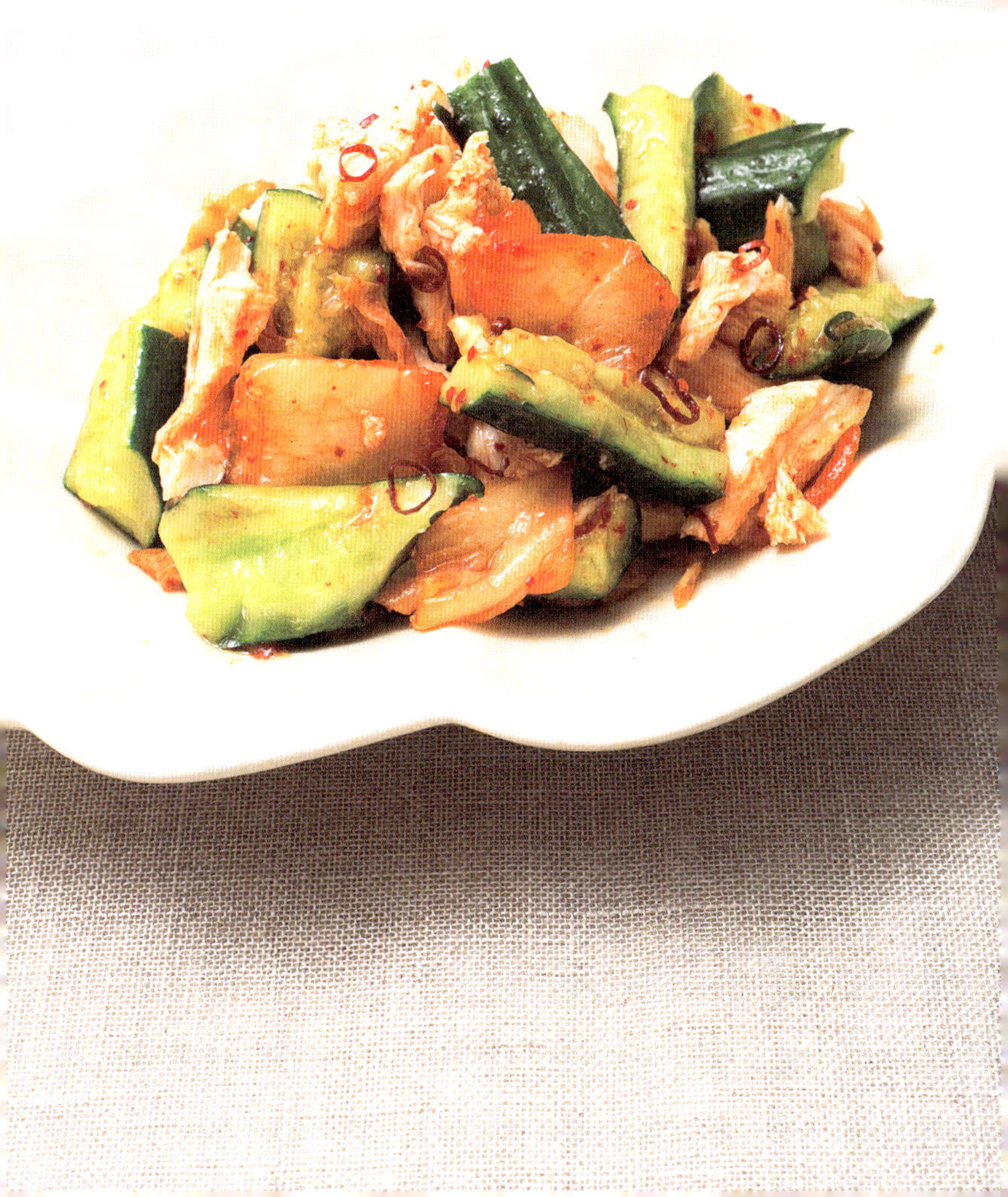

チキンとパクチーと豆腐の
トリプル作用で疲れを撃退!

疲れない体を作る
サラダチキンとパクチー豆腐

《材料(2人分)》

サラダチキン…1/2個
豆腐…150g
焼肉のタレ…大さじ1
白ごま…ひとつまみ
パクチー…1本(5g)

《作り方》

1. サラダチキンは太めの千切りにし、耐熱皿に豆腐、サラダチキンをのせ、電子レンジで50秒加熱する。
2. 器に移し、焼肉のタレをまわしかけ、3cm幅に切ったパクチー、白ごまをのせる。

\ ポイント! /

低脂肪・高タンパク質のサラダチキンと豆腐を合わせて疲労回復。また、食欲をそそる焼肉のタレと抗酸化作用の強いパクチーで元気が出る一品に。パクチーが苦手な方はしそでもOK。

サラダ
チキン
アレンジレシピ
2

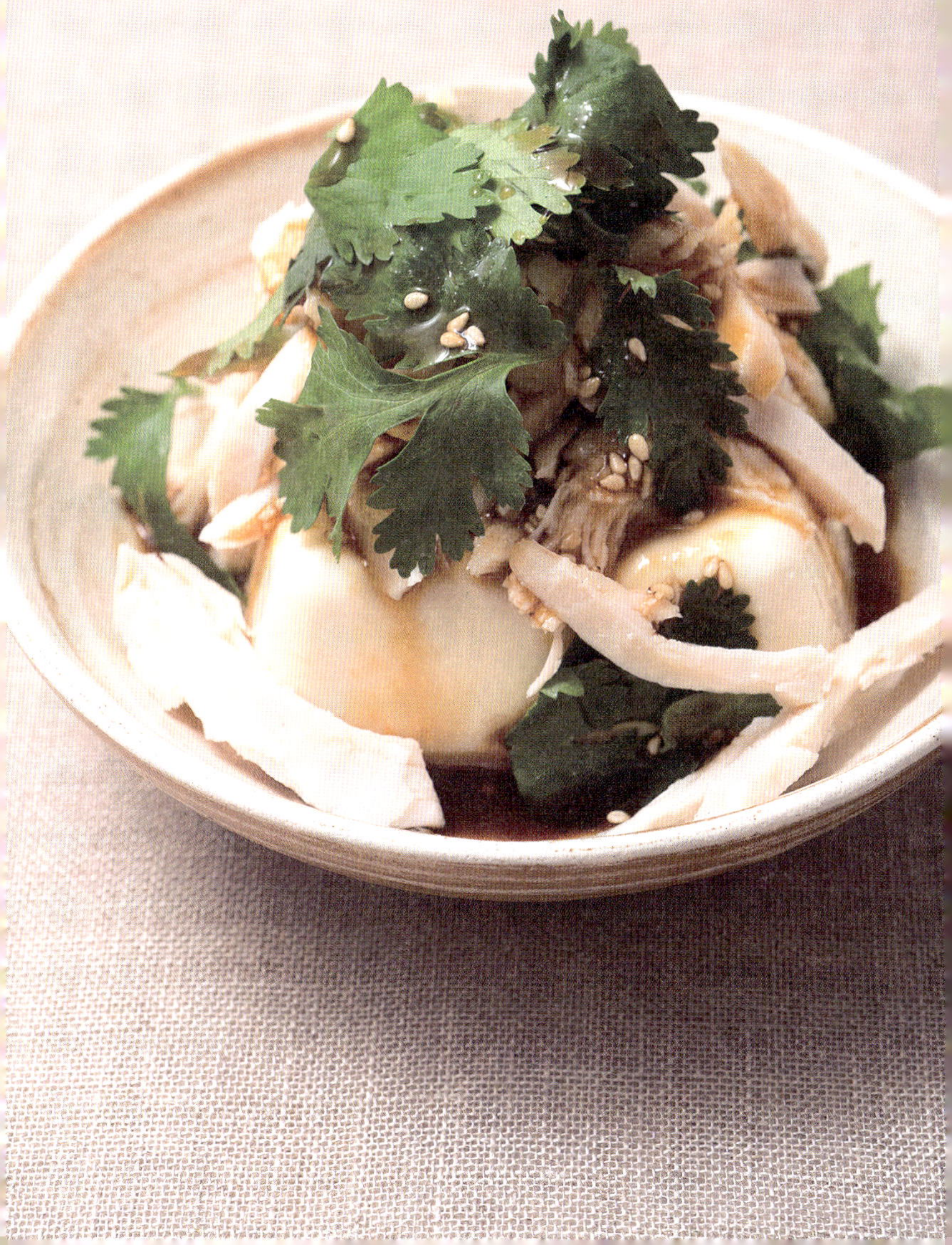

彩り鮮やか！
トマトとしそが疲労回復を後押し！

わんぱくチキンサンド

《材料（2人分）》

サラダチキン…１個
フランスパン…1/2本
トマト…小１個
スライスチーズ…２枚
しそ…３枚
粒マスタード…お好みで
黒こしょう…お好みで

《作り方》

1. サラダチキンは薄切りにする。トマトは薄く切る。
2. フランスパンは、横半分あたりに切れ目を入れる。
3. お好みで粒マスタードをフランスパンの切れ目に塗り、しそ、トマト、スライスチーズ、サラダチキンの順番に重ねてサンドする。お好みで黒こしょうをふる。

＼ポイント！／

しっかりと噛めるフランスパンに具材をはさみます。消化を高めながら、栄養バランスが整うお手軽サンドに。

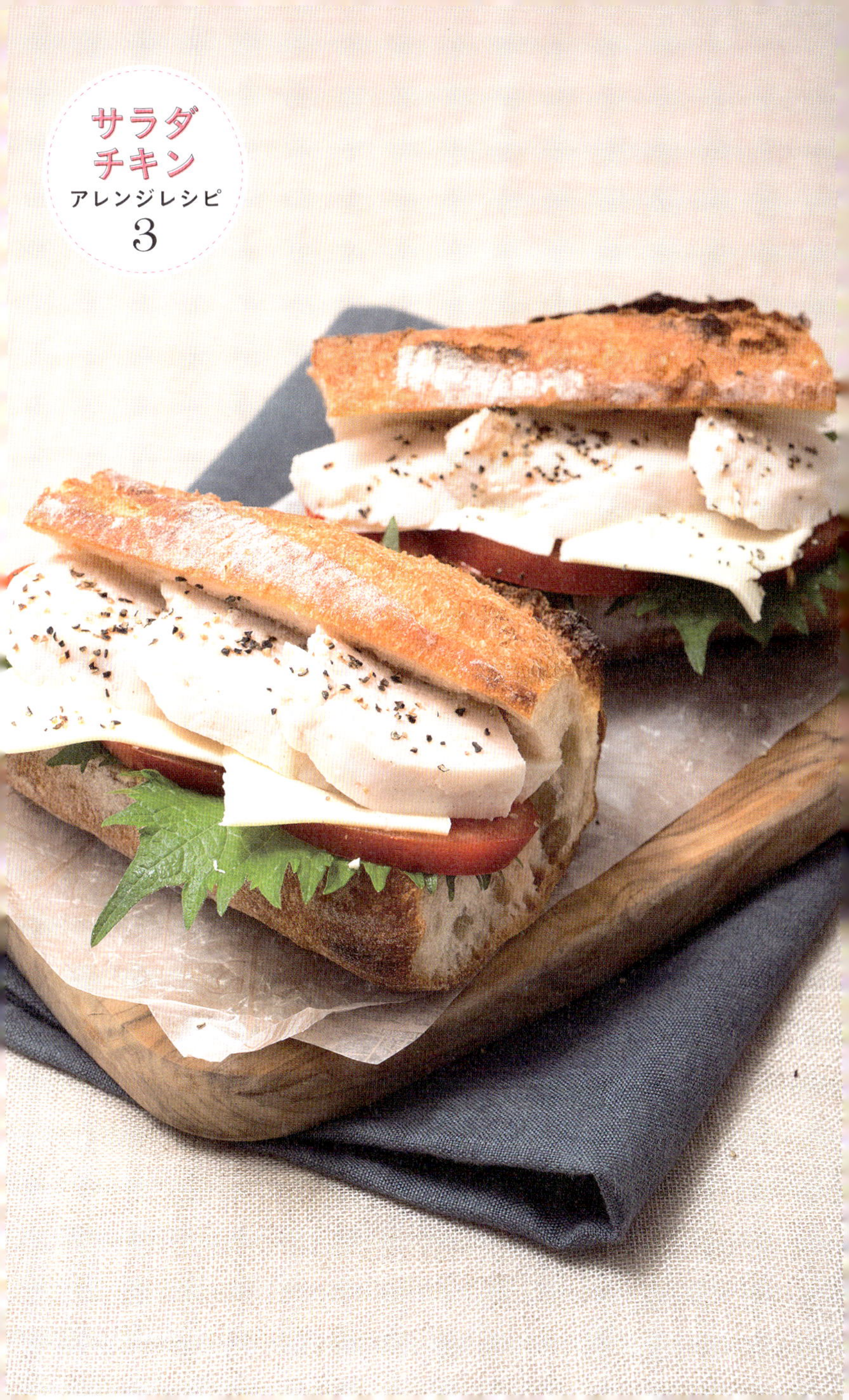
サラダ
チキン
アレンジレシピ
3

ほっと癒やされる
あったかシチューで元気回復!

チキンごろごろ簡単クリームシチュー

《材料(2人分)》

サラダチキン…1/2個
市販のクリームスープ粉…2パック
牛乳…300ml
パセリ…お好みで

《作り方》

1. サラダチキンは、さいの目状に切り、アルミ箔を敷いたトースターに並べ、4〜5分程焼き色がつくまで加熱する。
2. カップに、1の焼いたチキン、クリームスープ粉、電子レンジで1分20秒ほど温めた牛乳を注ぎ入れる。
3. お好みでパセリをふる。

＼ポイント!／

調理をほとんどしなくても、サラダチキンと市販のスープを使えば、ボリュームがあって、満足度の高い一品になります。

サラダチキン
アレンジレシピ
4

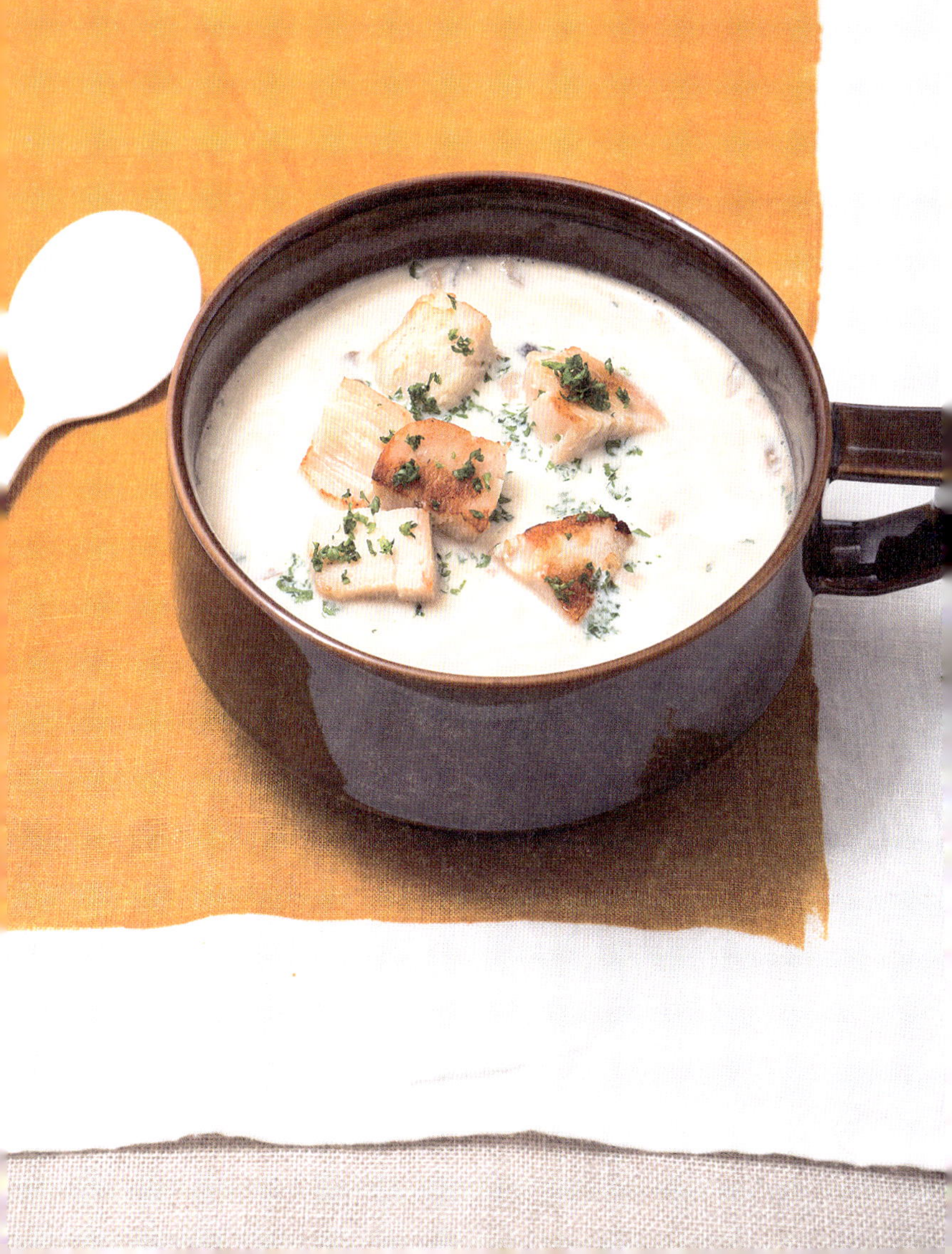

ビタミンCの宝庫ピーマンとチキンをたっぷり食べて疲れ知らずに!

疲れ撃退!
無限ピーマンチキン

《材料(2人分)》

サラダチキン…1/2個
ピーマン…4個

A
- しょうゆ…小さじ1
- ごま油…大さじ1
- 白ごま…小さじ1

《作り方》

1. サラダチキンは、小さめにほぐす。ピーマンは種をとり、縦の千切りにする。
2. 耐熱容器に、1、Aを加え、電子レンジで2分加熱する。
3. 器に盛りつける。

＼ポイント!／

野菜をたくさん食べたいときに、電子レンジで簡単調理。サラダチキンの食感とシャキシャキとしたピーマンで、風味がよい一品になります。

サラダ
チキン
アレンジレシピ
5

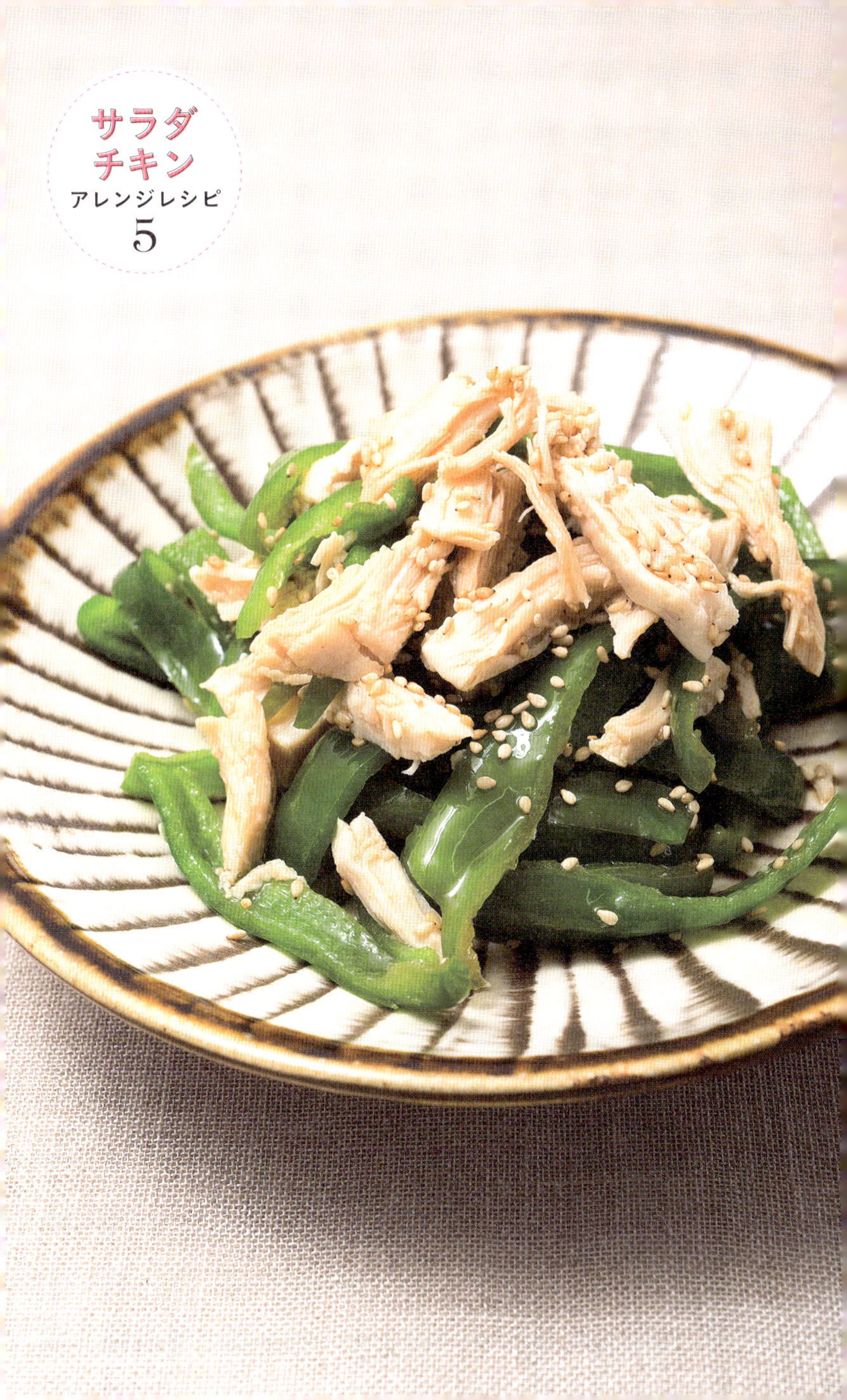

カリウム豊富な梅と昆布をプラスして
疲労回復を促進!

鶏むね肉の
疲れすっきり梅昆布和え

《材料(2人分)》

鶏むね肉…1/2枚
かいわれ大根…1/4パック
梅干し…1個
A
塩昆布…ひとつまみ(2g)
白ごま…小さじ1
エクストラバージン
オリーブオイル…小さじ2

《作り方》

1. 酒、塩をひとつまみ(分量外)を鶏むね肉にもみ込み、ふんわりとラップをして電子レンジで2分、返して1分加熱する。粗熱が取れたら、1口大にさいておく。
2. かいわれ大根は、半分に切る。梅干しは種を取り、たたく。
3. ボウルに、1、2、Aを合わせ、ざっくりと和え、器に盛りつける。

\ ポイント! /

イミダペプチドを多く含む鶏むね肉とカリウムが豊富な梅、昆布で疲労を回復。梅に含まれるクエン酸も、疲労回復をサポートします。

鶏むね肉
アレンジレシピ
1

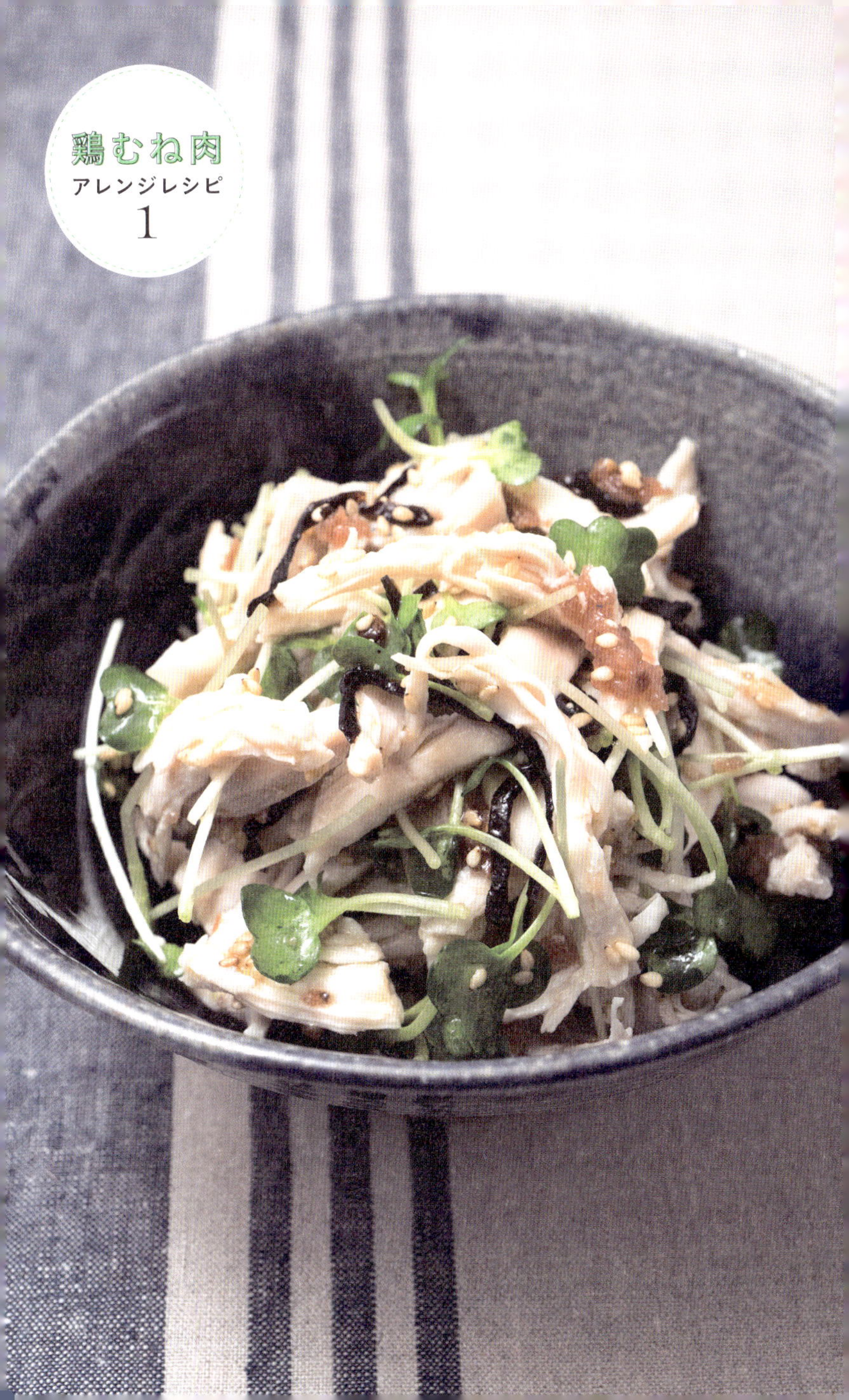

しょうが効果で血流改善！
体の内側からすっきり！

体ぽかぽか蒸し鶏のピリ辛ネギソース

《材料（2人分）》

鶏むね肉…１枚

A
- 塩…小さじ1/4
- 酒…大さじ１

ネギ…１本

B
- しょうがすりおろし…大さじ1
- ごま油…大さじ２
- ラー油…大さじ１
- 中華だし…小さじ１
- 塩…小さじ1/4
- 黒こしょう…少々

糸唐辛子…お好みで

きゅうり…1/2本

《作り方》

1. 鶏むね肉は縦に、中央に包丁を入れて観音びらきにし、Aをもみ込み、下味をつける。ネギはみじん切りにしておく。きゅうりは千切りにする。
2. 1の鶏むね肉をラップの上で、丸めるように包み、耐熱皿にのせて、レンジで３分加熱。返して、１～２分加熱する。粗熱が取れたら、食べやすい大きさに切る。
3. 小さめのフライパンに、Bを加えて加熱し、温まったところにネギのみじん切りを加える。
4. 器に、きゅうりの千切り、2をのせ、上から熱した3をまわしかける。お好みで糸唐辛子を飾る。

＼ポイント！／

しょうがで体を内側から温め、唐辛子のカプサイシンで発汗作用を促し血流を改善。ネギのアリシンが鶏むね肉に含まれるビタミンB1の吸収を高め、疲労回復を促します。

鶏むね肉
アレンジレシピ
2

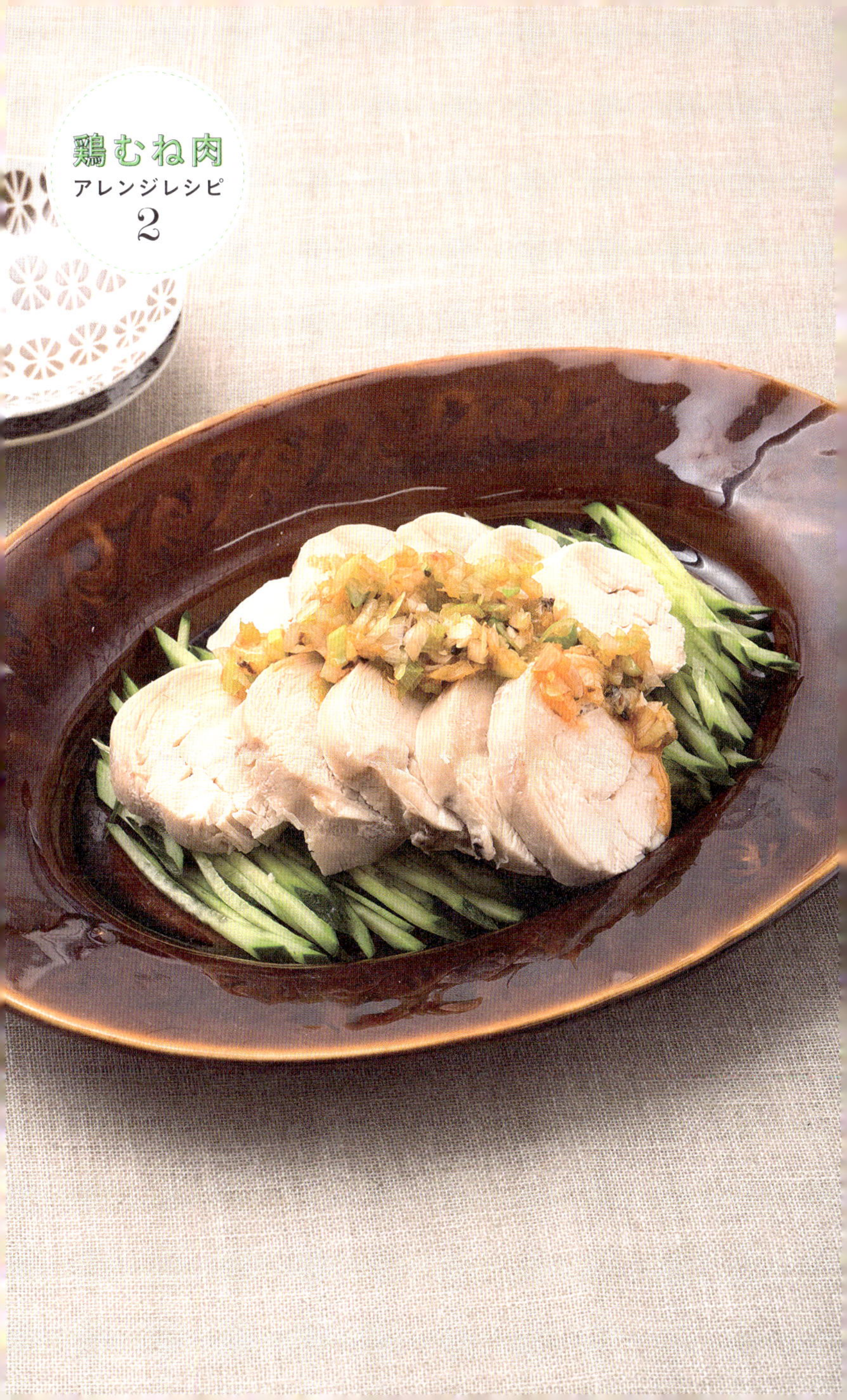

低脂肪で高タンパクなエビと鶏むね肉で
夜食もOK！ 体にやさしく疲労回復！

鶏むね肉とエビのヘルシーパクチー餃子

《材料（2人分）》

鶏むね肉…100g
むきエビ…60g
ネギ…1/4本
パクチー…20g
A
- 塩…少々
- 中華だし…小さじ1
- ごま油…小さじ1
- 花椒粉…小さじ1

餃子の皮…16枚
B
- 中華だし…小さじ1
- 酒…大さじ1
- しょうゆ…小さじ1

ラー油…お好みで
パクチー（飾り用）…少々

《作り方》

1. ネギ、パクチーはみじん切りにする。鶏むね肉とエビは、包丁で粘りが出るまでたたく。
2. ボウルに1、Aを加えよく混ぜ合わせ、餃子の皮で包む。
3. 鍋に湯400mlを沸かし、Bを加え、沸騰したところに餃子を加えて加熱し、ゆで上がったところで火を止める。
4. 器にスープごと盛りつけ、お好みでラー油をかけ、パクチーをのせる。

＼ポイント！／

低脂肪、高タンパク質の鶏むね肉とエビの組み合わせで、遅い時間でも効率的に栄養補給。花椒粉は胃腸を刺激し食欲を増すほか、代謝を促し疲労回復につながるといわれています。パクチーの代わりに、しそでもOK！

鶏むね肉
アレンジレシピ
3

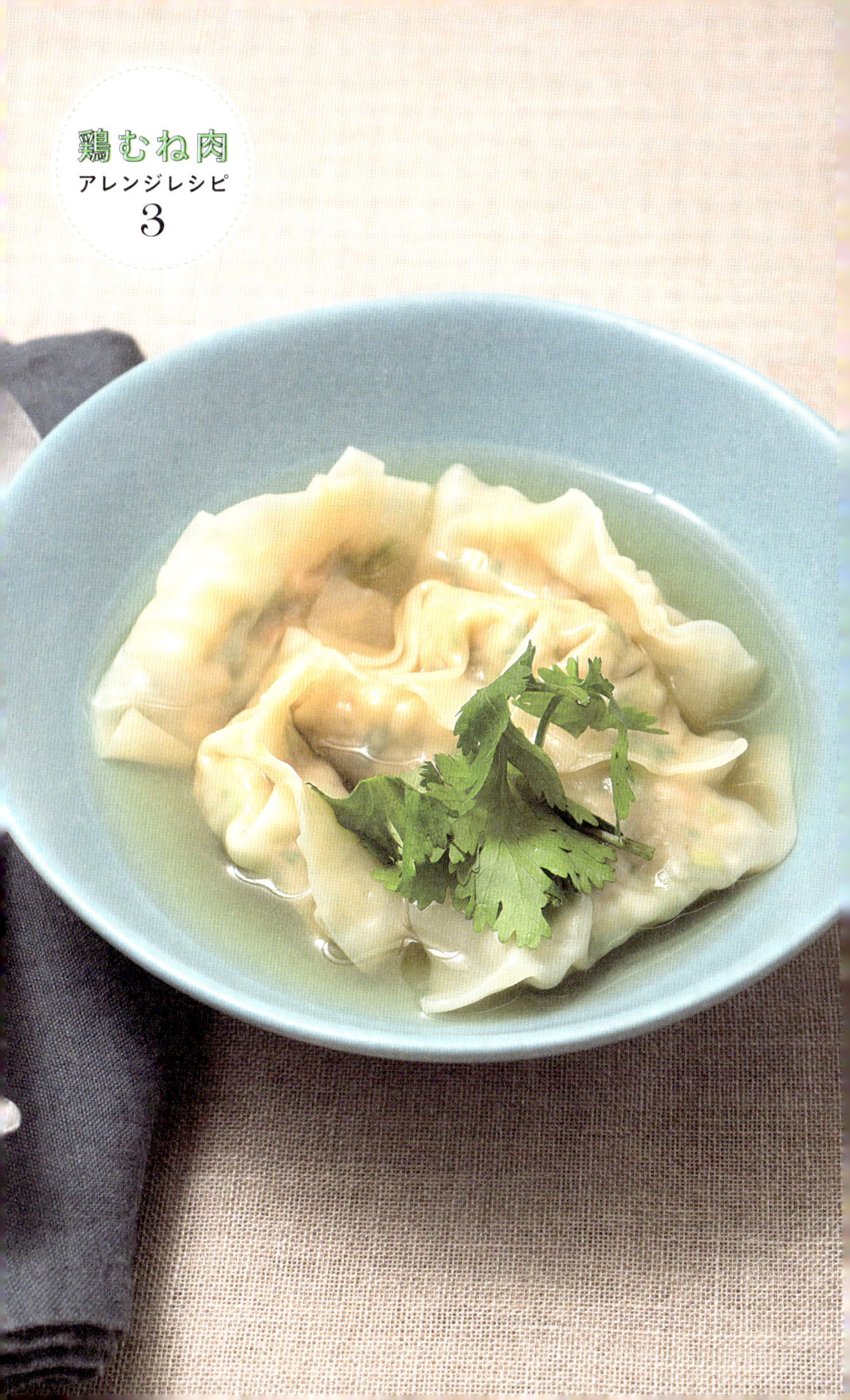

スパイスで食欲増進！
イミダペプチドをたっぷり摂取！

最強コンビ！ タンドリーチキン＆マスターチキン

《材料（2人分）》

鶏むね肉…1枚

A
- トマトケチャップ…大さじ2
- ヨーグルト…大さじ2
- にんにくすりおろし…小さじ2
- 塩…ひとつまみ
- 黒こしょう…少々
- ターメリック…小さじ1
- カレー粉…小さじ1

B
- 粒マスタード…大さじ2
- ヨーグルト…大さじ1
- マヨネーズ…大さじ1
- しょうゆ…小さじ1

クレソン…お好みで
レモン…1/8個
トマト…1個

《作り方》

1. 鶏むね肉は、1口大に切る。
2. AとBをそれぞれ合わせ、鶏むね肉を半分ずつもみ込み、1時間ほど漬け込む。
3. 魚焼きグリルにアルミ箔を敷き、2を並べて、弱火でじっくりと焼く。
4. 皿に並べ、お好みでクレソン、トマト、レモンを添える。

＼ ポイント！ ／

ヨーグルトを入れることで、肉質が柔らかくなり食べやすい食感に。カレー粉や粒マスタードなどで食欲を促し、消化を助け、疲労回復へつなげます。

鶏むね肉 アレンジレシピ 4

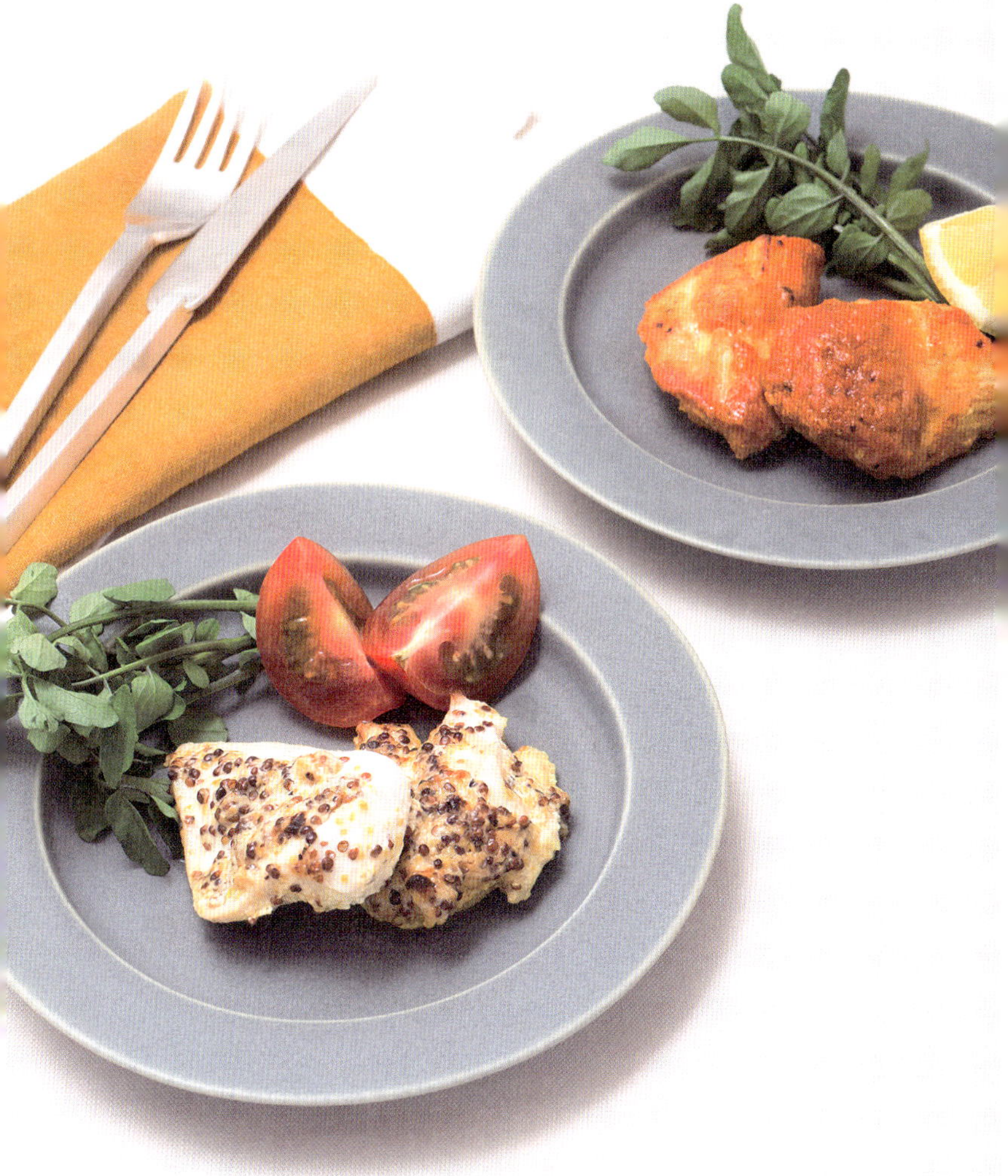

にんにくと玉ネギ効果で代謝をアップ！
疲労回復を促進！

鶏むね肉のパワフルガーリックしょうゆ焼き

《材料（2人分）》

鶏むね肉…1枚
塩…少々
黒こしょう…少々
片栗粉…大さじ1
サラダ油…大さじ3
パプリカ（赤）…1/2個
玉ネギ…1/2個（80g）
A ┌ にんにくすりおろし…大さじ1
　│ しょうゆ…大さじ3
　│ はちみつ…大さじ3
　└ 酒…大さじ1
輪切り唐辛子…少々
サニーレタス…1/2袋

《作り方》

1. 鶏むね肉は1口大に切り、塩、黒こしょうをふり、片栗粉をまぶす。パプリカは、乱切りに、玉ネギはみじん切りにする。
2. フライパンにサラダ油を引き、1の鶏むね肉を多めの油で揚げ焼きにする。
3. 2を一度取り出し、同じフライパンで玉ネギを透明になるまで炒め、A、パプリカを加える。煮詰まったところに、取り出しておいた鶏むね肉を加え、1分ほどからめ焼きにする。
4. 皿に、1口大に切ったサニーレタスを敷き、3を盛りつける。

＼ポイント！／

にんにくや玉ネギに多く含まれるアリシンは、鶏むね肉のビタミンB1の吸収を助け、体内で糖質を代謝し、エネルギーを作り出すことで、疲労回復効果が期待できます。

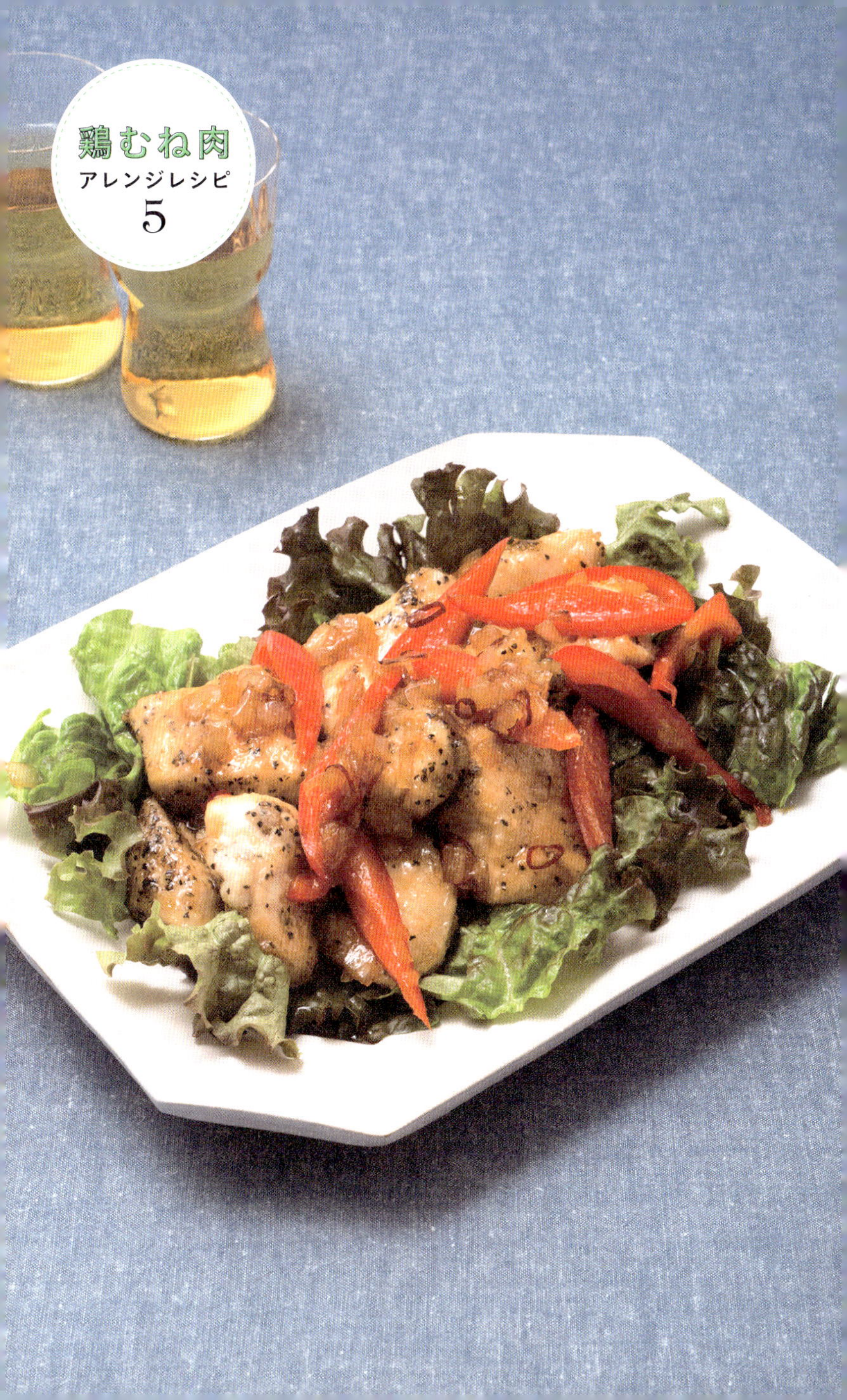
鶏むね肉
アレンジレシピ
5

お手軽サラダでビタミンとタンパク質をたっぷり摂取！

鶏むね肉とほうれん草の卵サラダ

《材料（2人分）》

鶏むね肉…1/2枚

A
- 塩…少々
- 黒こしょう…少々
- 日本酒…大さじ1

ほうれん草…1/2束

卵…1個

B
- マヨネーズ…大さじ2
- ヨーグルト…大さじ1
- エクストラバージンオリーブオイル…小さじ1

《作り方》

1. 鶏むね肉は、適当な大きさに切り、Aをもみ込み、ふんわりとラップをして電子レンジで2分ほど加熱する。粗熱が取れたら手でほぐす。ほうれん草は熱湯でサッとゆで、3cm幅に切る。
2. 卵を熱湯で9分ゆで、殻をむき、フォークでつぶす。
3. ボウルに、1、2、Bを加え、ざっくりと和えて器に盛る。

＼ポイント！／

抗酸化作用のあるβカロテンを多く含むほうれん草を合わせることで、肉体的疲労を回復。脂溶性ビタミンを効率的に摂取するため、オリーブオイルやマヨネーズなど油脂をプラスします。

鶏むね肉
アレンジレシピ
6

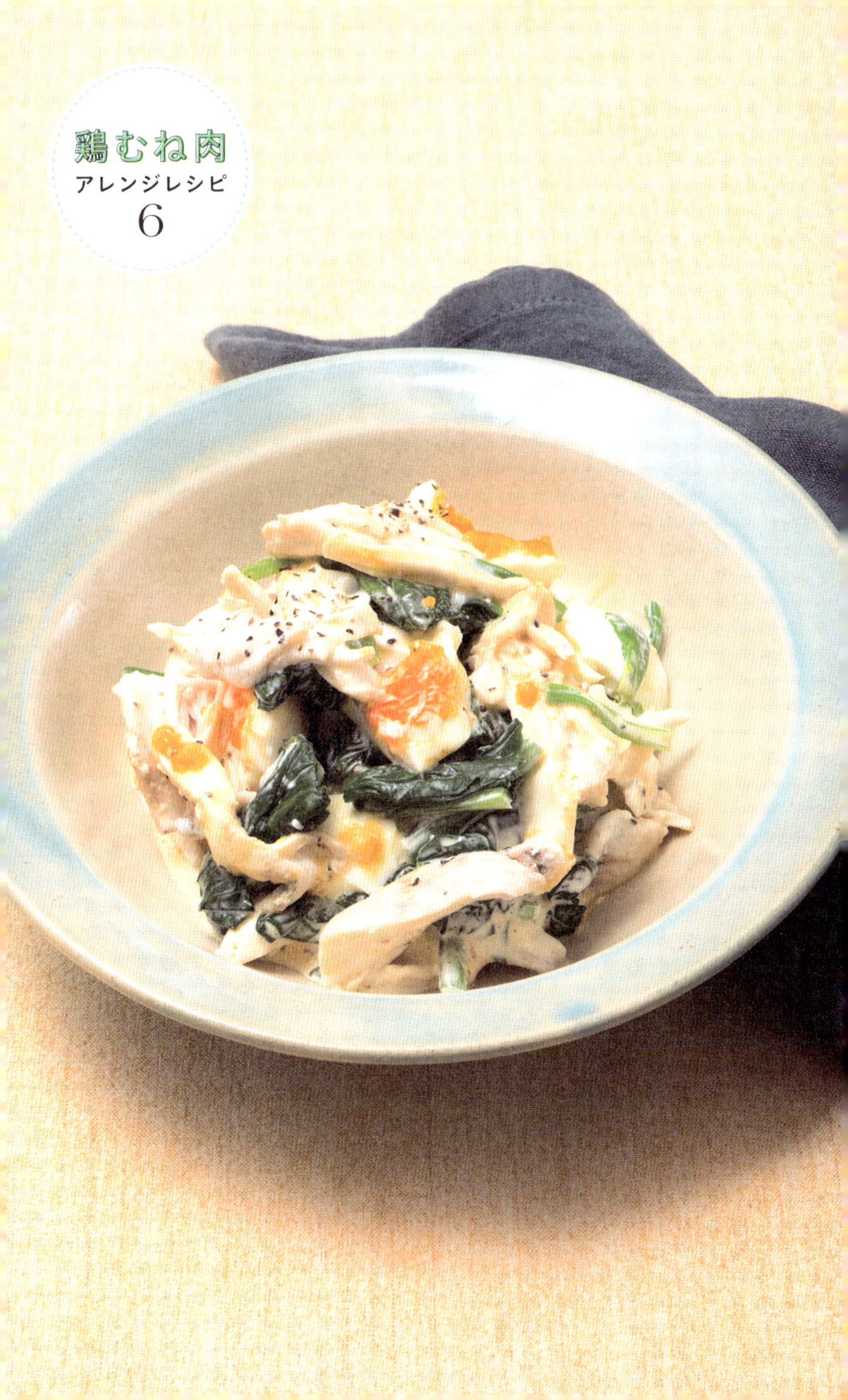

栄養価の高いアボカドを
丸ごと使って疲れを撃退!

鶏むね肉とアボカドの
栄養満点ゆずこしょう和え

《材料(2人分)》

鶏むね肉…1/2枚

A
- 塩…少々
- 日本酒…大さじ1

アボカド…1個

赤玉ネギ…1/6個

B
- カツオ節…大さじ2
- エクストラバージン オリーブオイル…大さじ1
- ゆずこしょう…小さじ1
- めんつゆ…大さじ1

《作り方》

1. 小さめの1口大に切った鶏むね肉にAをもみ込み、ふんわりとラップをして電子レンジで2分加熱し、粗熱を取る。
2. アボカドは種を取り1口大に切る。赤玉ネギはスライスし、水にさらし、水気をきる。
3. ボウルに1、2を入れ、Bを合わせてざっくりと和え、器に盛りつける。

\ ポイント! /

むくみ改善のカリウムや抗酸化作用の強いビタミンEが豊富なアボカドを合わせて、代謝を促し、疲労回復につなげます。ゆずこしょうの風味が食欲増進にも。

鶏むね肉
アレンジレシピ
7

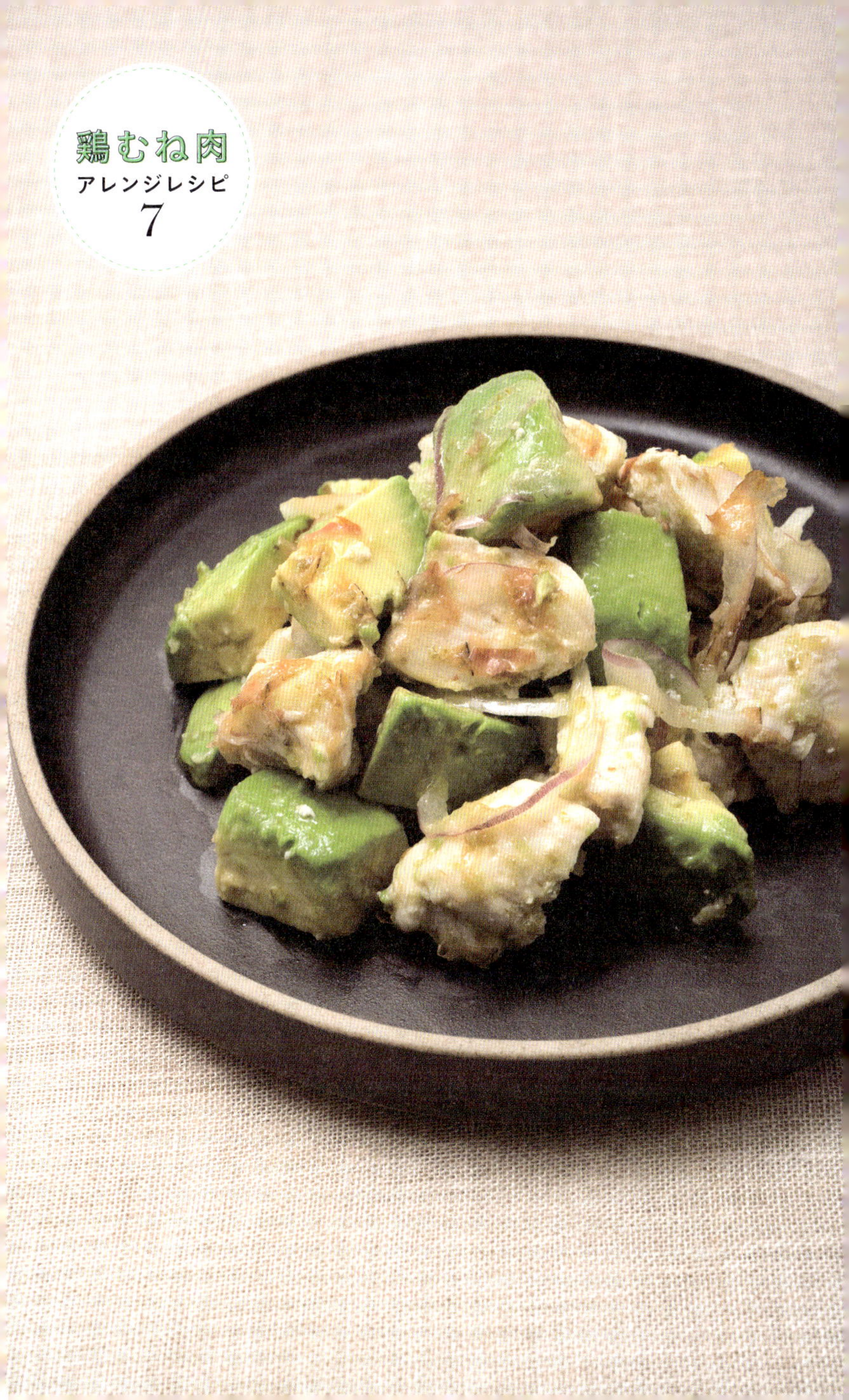

トマトのリコピンをあますことなく食べられる! 和洋折衷の変わりそば

鶏むね肉とトマトのうま味たっぷりつけそば

《材料(2人分)》

鶏むね肉…1/2枚
ネギ…1本
トマト…1個
そば…2玉
A
- 水…300ml
- コンソメ…1個
- しょうゆ…大さじ1/2
- 塩…小さじ1/2
- 砂糖…小さじ2
- 酒…大さじ1/2
- みりん…大さじ1

エクストラバージンオリーブオイル…大さじ1
かいわれ大根…少々

《作り方》

1. 鶏むね肉は、薄くそぎ切りにしておく。ネギは3cm幅に切る。魚焼きグリルに並べ、焼き色がつくまで焼く。
2. トマトはさいの目切りにする。そばを表示通りにゆで、水で冷たくしめる。
3. 鍋にAを入れて加熱し、沸騰したところで、焼いた鶏むね肉、ネギを加え、弱火にし、トマトを入れ火を止める。
4. 皿にそばを盛りつけ、器に温めた3を入れ、かいわれ大根を添え、オリーブオイルを回しかける。

＼ポイント!／

トマトのリコピンは、ビタミンEの100倍の抗酸化力があるといわれています。リコピンは脂溶性のため、加熱し油脂を足すと、吸収率が高まります。

鶏むね肉
アレンジレシピ
8

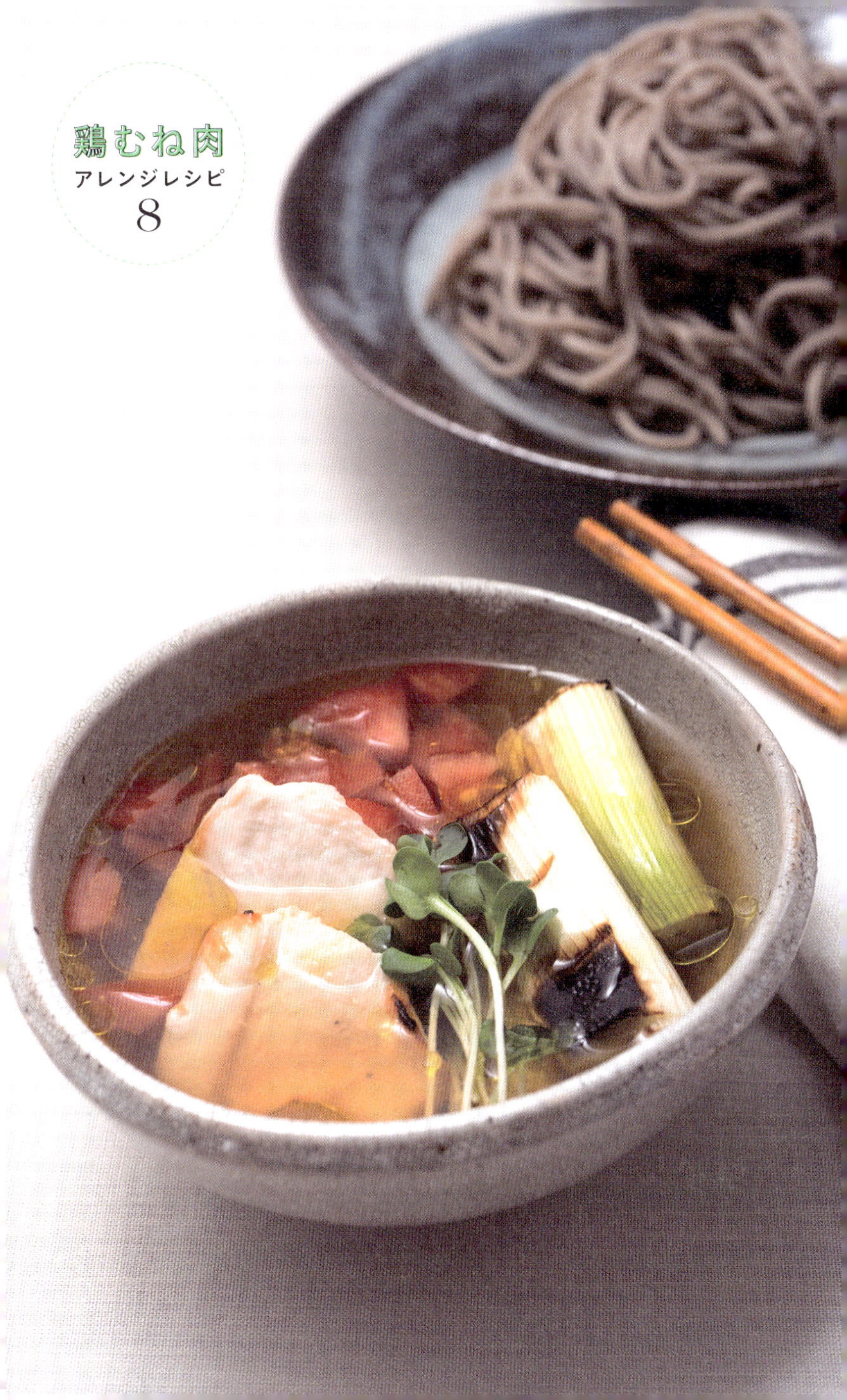

鶏むね肉とネギを合わせて
エネルギー代謝アップ！

疲れすっきり！チキンライス

《材料（2～3人分）》

鶏むね肉…１枚
米…２合
A［日本酒…大さじ１
　 塩…小さじ1/2］
ネギ…1/4本
B［にんにく…1かけ
　 しょうが…１g
　 酢…大さじ１
　 砂糖…小さじ１
　 中華だし…大さじ１
　 ごま油…大さじ１
　 輪切り唐辛子…少々
　 ナンプラー…小さじ１］
スイートチリソース…お好みで
パクチー…2本（10g）
きゅうり…1/2本
トマト…1/2個
レモン…1/4個

《作り方》

1. 洗った米を炊飯器に入れ、鶏むね肉、Aを加え、炊飯する。きゅうりは斜めにスライスする。パクチーは適当な長さに切る。
2. ネギをみじん切りにし、Bを合わせておく。
3. 炊き上がった1の鶏むね肉を食べやすい大きさに切る。
4. 器に3のご飯、鶏むね肉をのせ、きゅうり、パクチー、トマト、レモンを飾る。最後に2と、お好みでスイートチリソースを添える。

＼ポイント！／

鶏むね肉とネギのアリシンを合わせることで、ビタミンB1の吸収を高めます。糖質代謝を高め、エネルギーをしっかり循環させるための組み合わせです。

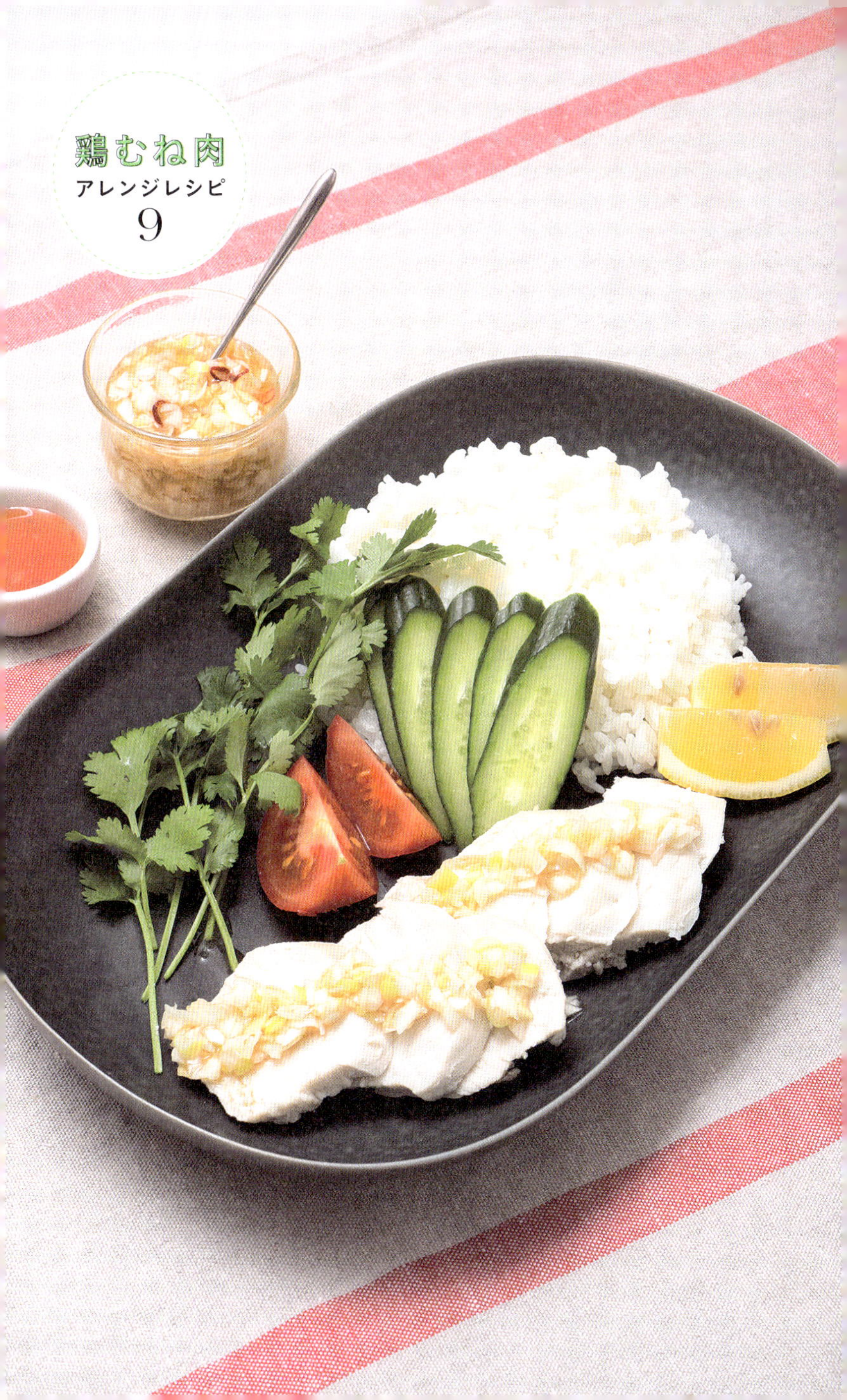
鶏むね肉
アレンジレシピ
9

疲れをとり去り腸も整え、
体の中からすっきり快調！

おなかもすっきり！
鶏むね肉の甘味噌焼き

《材料（2人分）》

鶏むね肉…1枚
塩…少々
黒こしょう…少々
片栗粉…大さじ2
A
- 味噌…大さじ2
- 砂糖…大さじ2
- 酒…大さじ1
- みりん…小さじ1
- 白ごま…大さじ2

キャベツ…100g
ごま油…大さじ2
パセリ…お好みで

《作り方》

1. 鶏むね肉は、1口大に切り、塩、黒こしょうをふり、片栗粉をまぶす。
2. フライパンにごま油を大さじ1入れ中火で熱し、キャベツに焼き色がつくように焼き、一度とり出す。
3. 同じフライパンに残りのごま油を入れ、鶏むね肉を焼く。全体に火が通ったら、あらかじめ合わせておいたAを加え、からめ焼きにする。
4. 2のキャベツを器に盛り、3を盛りつける。お好みでパセリを添える。

＼ポイント！／

善玉菌を増やす発酵食品・味噌を加え、善玉菌のエサになる食物繊維が豊富なキャベツと合わせて腸内環境から改善。代謝を高め、疲労回復効果につなげます。

鶏むね肉
アレンジレシピ
10

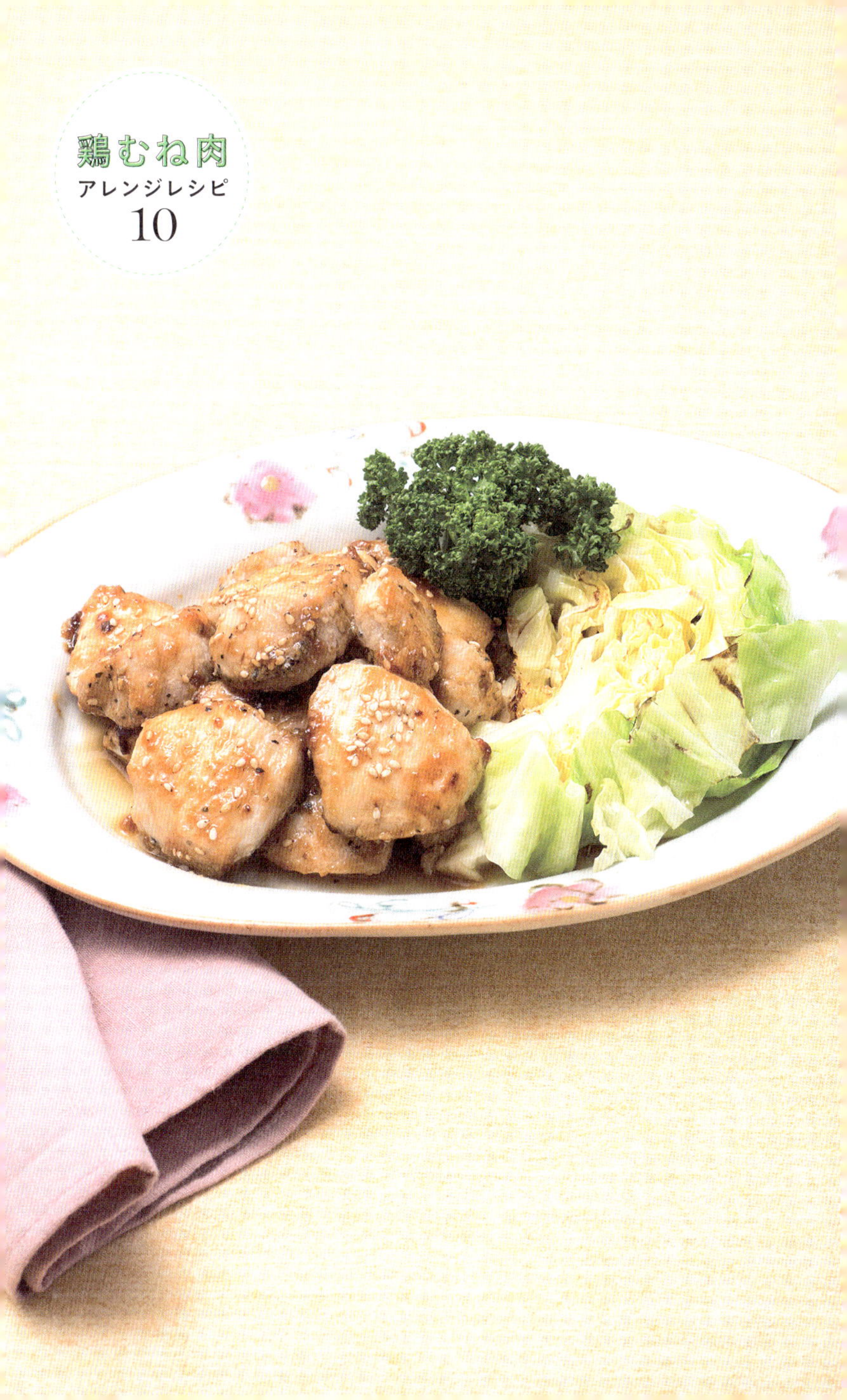

第4章

脳を疲れさせない生活習慣

疲れない習慣は野生動物に学ぶ

✧休憩時は「ホーム」の環境が大切

「ホーム」とは縄張りの内側のこと。「アウェー」は外側のことです。

人間を含む動物は、「ホーム」では安心できる環境下でリラックスし、副交感神経が優位になります。そして「アウェー」では、緊張で交感神経が優位になります。自律神経は、この「アウェー」の環境でいるときに疲弊します。

そのために野生動物は、1日のほとんどの時間を、「ホーム」の空間で過ごしています。

百獣の王・ライオンでも、「アウェー」にいるのはせいぜい1日のうち2時間で、その時間内にリスクを冒して獲物を狩ります。

仮に2時間以上「アウェー」にいれば、狩りが成功する可能性は増えるかもしれませんが、**自律神経が疲れてしまい、集中力や緊張感を失うことでほかの動物に襲われる危険性が高まります**。

つまり野生動物は、1日のうちの「ホーム」と「アウェー」の区分を明確にし、自律神経を必要以上に使わないで済むように、本能的に行動しているのです。

人間もつい100年ほど前までは、生まれ育った村で生活し、身内や気心の知れた近所の仲間と1日を過ごしていました。江戸時代、私たちの先祖は「ホーム」を出ることはほとんどなかったはずです。

ところが、文明化するにしたがって、「アウェー」で過ごす時間がどんどん増えてきました。

会社勤めの人間は、通勤時間も含めると12時間ほども「アウェー」にいて、安全・安心・快適な時間が十分に確保できていません。**現在の私たちは、遺伝子的には想定外のあり得ないことをさせられているの**です。

✧日常生活の工夫で疲れを減らす

さらに、人間と動物の間にもうひとつ大きな違いがあります。

それは「欲」です。

人間は、進化の過程で「もっといい環境があるのではないか」「もっといいものが得られるのではないか」と常に考えるようになりました。

動物にも、欲に近いものはありますが、生きるため、子孫を残すために必要なもの以上は求めません。

これは、**人間では意欲や達成感を司る脳の前頭葉が大きく発達しているため**です。見方を変えると、「欲」があるから人間は進化してきたといえるかもしれません。

私たちのように、進化を続け、極度に社会化した人間が、野生動物と同じようにメリハリのある生活を送ることはできませんが、日常生活にひと工夫を加えることで、脳を過度に酷使しない生活を送ることができます。

第4章では、そのような日常生活のひと工夫を紹介していきます。

大音量の目覚まし時計がぐったり目覚めの元凶

✧目覚まし時計の大音量ではなくやさしい光で起きる

目覚まし時計やスマートフォンのアラーム機能など、**大きな音で目覚める習慣は、脳と体に負担をかけてしまいます**。

眠っている間は副交感神経優位だったのに、大きな音が交感神経を一気に刺激し、血圧や心拍を急激に上げてしまうからです。

野生動物にとって、近くの大きな音は、捕食者の鳴き声など身に危険が迫っているサインです。従って、目覚まし時計の大きな音で起きるのは、朝起きていきなりライオンと戦闘態勢になるようなものです。

サバンナの動物たちが最も自然に目覚めるのは、「太陽の光」です。

脳の「上丘《じょうきゅう》」が、まぶたを通ってきた光を感知すると、脳は「朝になったよ。そろそろ起きて！」という指令を出します。

このようにして起きると、脳を急激に働かせる必要がなく、血圧や心拍はゆっくり上昇し、体は徐々に日中のモードに移行します。

このとき注意したいのは、光の強度です。強烈な光で起きるのは、大きな音で起きるのとまったく同じです。

できれば、寝室の足下のほうのカーテンを少し開けておき、朝はその光で目覚めるように、習慣づけましょう。日の出の時間と起床時刻が大きく違うときは、光で起こす目覚まし時計も販売されていますので、それを利用するのもよいでしょう。

また、テレビの番組予約機能を使って起きるのもひとつの方法です。この場合、普段寝室で聞いている音量にしておきます。朝のニュース報道などが耳から入ってきて、それに対する関心や興味で脳の中から自然に目覚めるようにするためです。

朝起きるのが苦手な方は一度試してみてください。

サングラスで紫外線から目を守る

✧紫外線が脳を疲弊させる

最近は、男性でもＵＶカットの日焼け止めで紫外線対策をする方が増えてきました。紫外線が体に悪影響を及ぼすことが周知されている証拠です。日焼け止めを使うことはもちろん、肌を紫外線にさらさないように、夏でも長袖や帽子を着用するのも、正しい紫外線対策です。

しかし、**日焼け止めを塗ることができない目こそ、紫外線の影響を最も受けやすい部位**であることは、あまり知られていません。

人間の体は、過度な紫外線から体を守るために、メラニンという色素を生成します。その色素の影響で、肌の色が黒くなるのが「日焼け」です。

「メラニンを作れ！」という指示も、脳の自律神経がかかわっています。肌と同様、目に紫外線が入ると角膜に炎症が起こり、自律神経が活動を高めます。その結果、脳が疲れるのです。スキーや海水浴で疲れるのも紫外線が原因です。

目を紫外線から守るには、サングラスの着用が最適です。

サングラスは、紫外線を99％カットでき、レンズと顔のすき間から反射光や散乱光が入り込まない、自分の顔にフィットするタイプを選ぶとよいでしょう。ちなみにレンズの色の濃さは、UVカットの機能とは関係ありません。

オリンピックのマラソン選手がサングラスをかけるのも、疲れて成績が落ちるのを防ぐのが目的です。ちなみに野生動物も、さまざまな手段で紫外線対策をしています。たとえばカバは、紫外線を吸収する色素を含んだ「血の汗」を流すことがわかっています。

ズバリ、徹夜には栄養ドリンク？

✧栄養ドリンクはむしろ隠れ疲労や過労死を招く

コンビニエンスストアなどで、陳列棚にずらりと並ぶ栄養ドリンク（医薬部外品）やエナジードリンク（清涼飲料水）。

「日本の栄養ドリンクの消費量は世界トップクラス」というデータがありますが、**栄養ドリンクの発売以来、今までのところ臨床試験で疲労回復効果が実証された商品はありません**。

タウリンが疲労に効果のないことは前述した通りです。

栄養ドリンクを飲んで「疲れがとれた」と感じるのは、カフェインが眠気をとり去って、微量に含まれるアルコールが気分を高揚させてくれるためです。

疲れがとれるどころか、子供に与える健康被害の可能性も指摘されています。

疲労回復効果がないだけならまだよいのですが、**カフェインやアルコールで「疲れがとれた」と錯覚し、そのまま仕事を続けてしまうのは大変危険です**。

前述の通り、本当は疲れているのに、脳が「疲れていない」と判断してしまうことを「隠れ疲労」といいますが、「隠れ疲労」が限界に達すると、最悪の場合「過労死」に至ります。


人間はほかの動物に比べて、意欲や達成感を司る前頭葉が発達しているため、カフェインやアルコールの効果も助けになり、「疲労感」を消し去ることができます。

一方、野生動物は、前頭葉が人間ほど発達していないため、疲労感に忠実に行動し、疲れたら休みます。

人間だけが疲労感を無視して働いてしまい、過労死を招くのです。栄養ドリンクの摂取はやめて、疲れを隠さず、疲れたら休む習慣をつけましょう。

こまめな5分休憩が疲れない脳を作る

✧仕事中は、集中しすぎてはいけない

第1章で、「飽きる」「作業効率が落ちる」「眠くなる」が脳疲労の3大サインだということを説明しました。

社会では、「集中力を高める」ことを美化することが多いようですが、野生では、食事や毛づくろいなど、**ひとつのことに集中しすぎると、外敵に命を狙われる危険が高まります**。

動物にとっては集中するほうがむしろリスクが高いのです。そのため、動物は本来、

注意力を分散させる能力を身につけています。

私たちにとって最も大切なことは、集中するのではなく、「注意を効率よく配分すること」です。

ある作業を実行しながら「もっと優れた手段はないか？」と考えながら作業をすることで、仕事の生産性はどんどん向上していきます。つまり、注意をうまく配分することで、仕事をより効率的に行うことができ、その結果、疲労が軽減するわけです。

また、**仕事中は、集中力が持続する限界の「1時間〜1時間半ごと」に「5分」休むように習慣づけましょう。**

長時間続けて作業すると、脳の自律神経を構成する細胞のサビがすぐに修復できないほどに重症化し、疲れが簡単には回復しなくなります。

8時間作業する際にも、4時間仕事して長い休憩を入れるより、1時間仕事してこまめに休憩するほうが、トータルでのパフォーマンスが向上することがわかっています。

疲れているときほど孤独のランチ

✧昼休みは「ホーム」に帰ろう

2007年から2009年にかけて、関西の女子大学生284人を対象にした「女子大学生における疲労・抑うつと食の関連について」という調査が行われました。

その結果、食事をするときはいつもひとり、と回答した学生が、最も疲労度が重いということがわかりました。

しかし、この結果は、「ひとりで食べると疲れる」という因果関係を示しているかどうか疑問です。**実は「疲れているからひとりで食べる」が正解かもしれません。**

たしかに、ひとりで食べると早食いになってしまいます。**早食いすると血糖値が急激に上がり、それに伴いインスリンの分泌も急上昇し、その乱高下《らんこうげ》が体のだるさにつながります。**

また、満腹を自覚する前に、必要以上の食べ物を摂取してしまうため、消化器官にも負担がかかります。よく噛《か》むことで自律神経の働きを調節するセロトニンの分泌が促されるという報告もあり、あまり噛まない早食いは疲れの原因になるというのは事実です。

一方で、1時間の昼休みは、「ホーム」の空間を確保できる貴重な時間です。

前述したように、私たちは過去の人類には考えられないほどに「アウェー」の緊張する環境で長時間過ごしています。朝の通勤を含めるとランチタイムまで5時間以上、安心できない「アウェー」環境で過ごしていることになります。

それゆえに、ランチタイムこそ、「ホーム」の環境の中でゆっくりと過ごすことをおすすめします。

✧昼食後は15分目をつぶって脳をリセット

昼食のあとは、オフィス近くのカラオケボックスや仕切りのあるカフェ、静かな公園のベンチ、車の中など、ひとりになれる落ち着ける空間を見つけ、最低でも15分、横になって昼寝（パワーナップ）をするのがおすすめです。

オフィスの外に出るのがむずかしい場合でも、**机の上にうつ伏せか横向きになり、15分間目をつぶるだけでも、脳をリセットする効果があります**。目をつぶるだけでも情報処理量は激減するからです。

仕事の合間に昼寝やうたた寝をする際は、眠りにつく前にコーヒーを摂取しておくのも有効です。コーヒーの覚醒作用は摂取後30分ほどかかりますので、昼寝から目覚めた頃に覚醒作用が出現し、すっきりと目覚めることができます。

仕事の合間の飲み物には、前述した日本茶のほかに、ホットコーヒーもおすすめします。コーヒーには、カフェイン以外に抗酸化物質の一種であるクロロゲン酸が含まれています。

第3章で紹介したイミダペプチド以外の抗酸化物質、たとえばポリフェノール類は代謝が速く、およそ2時間以内には活性酸素をたたく抗酸化作用が消えてしまいます。コーヒーに含まれる黒色成分クロロゲン酸の抗酸化作用もほかのポリフェノール同様に2時間以内で消失してしまいますが、ホットコーヒーは飲み方の性質上、熱いこともあって少しずつ飲むことが多く、また数時間おきに摂取することが多いので、結果的にクロロゲン酸が体内で保持され、抗酸化作用が持続することになるのです。

コーヒーを1日に3、4杯、1杯に1時間ほどかけてゆっくり飲むことで、効果が途切れずに持続します。実際、**コーヒーを1日に3〜4杯こまめに飲む習慣のある方が、脳卒中や心筋梗塞が少ないというデータもあります**。

ただ、カフェインには疲労を隠す弊害もあるので、できれば、クロロゲン酸だけの効果を享受できるデカフェ（カフェイン抜き）のコーヒーを選ぶとよいでしょう。

会議中ぼーっとしたら足をぐるぐる血流促進

✧テーブルの下で足をぐるぐる回してみよう

緊張感のある会議では、交感神経がフル稼働するため、脳疲労の3大サインが現れ、ぼんやりしたり、イライラしたりします。

また、同じ姿勢をとり続けて体の一定の箇所を圧迫するので、血流が阻害され、酸素を全身に安定供給する役割を担う自律神経に負担がかかります。

そんなときは、**テーブルの下など、目立たないところで、足をぐるぐる回し、血流を促しましょう**。

実は、いわゆる**「貧乏ゆすり」が疲労のリセットに効果的、という海外の研究結果があります**。

貧乏ゆすりは、血流の滞りを防ごうとする、自然な防御反応なのです。

和菓子やチョコレート、クッキーなど、会議中に軽くつまめるお菓子にも、イライラを抑える効果があります。

お菓子を食べると、胃腸が動き出し、副交感神経が優位になります。

また、血糖値の低下は、飢餓のリスクから交感神経の緊張を高め、イライラすることにつながりますが、お菓子を摂取することで血糖値が上がり、イライラを抑えることができます。

できれば長時間の会議などでは、適度に休憩を入れて、コーヒーやお茶とお菓子を楽しむ「コーヒーブレイク」を入れるようにするとよいでしょう。

脳をバテさせる極端な温度差に要注意！

✧室内の温度差にも気を配る

本来温帯であるはずの日本も、近年、夏は熱帯のようになってしまいました。

連日30度を超え、日が落ちてからも気温が下がらず、熱帯夜になる日も少なくありません。

ところが、一歩屋内に入ると、冷房が効きすぎて、屋内外の差が5度以上になることもよくあります。

この極端な温度差は、暑さと紫外線とともに、夏バテの3大要因のひとつになって

います。

自然界の温度差は通常3度以内。

ですから、**温度差が5度以上になると非常事態とみなされ、脳が無理をして体温をコントロールしようとするため、疲れます。**

冬の屋内外の温度差にも同様のことがいえます。

冬の場合は、同じ部屋の中でも、暖房の送風口の位置によって、上下（顔の周辺と足下）の温度差も生じます。

いずれの場合も、カーディガンなどを羽織ったり、レッグウォーマーを着用したりして、冷える部分をカバーし、体感する温度差をできるだけ少なくするような工夫が必要です。直接風があたらないように気をつけるのもよいでしょう。

脳を休めるなら下半身を温めなさい

✧頭寒足熱で入眠もスムーズに

寝る前にお風呂に入って体を温めるのはよい習慣ですが、入浴の仕方には注意が必要です。

眠る（副交感神経優位の状態になる）ための準備としての入浴のポイントを紹介します。

熱いお湯につかると、体温の上昇を抑えようと自律神経がフル回転で活動します。「のぼせ」は、脳の温度上昇が起こり、「もう体温コントロールができない」という自律神経の悲鳴です。特に首まで熱いお湯につかると脳に向かう血液を温めてしまい、脳内温度が上昇します。これが「のぼせ」で、熱中症リスクも高めます。

脳はパソコン同様、たくさん熱を発する器官です。常に冷やしてあげることが重要なので、のぼせるような入浴は「百害あって一利なし」といえるでしょう。

人間には、足（下半身）を温めると副交感神経が優位になり、眠くなるという習性があります。こたつに入ると眠くなるのはこのせいです。

また、人間は二足歩行をしますので、血流を足下から心臓の高さにまでくみ上げなければなりません。血流が滞っていると、くみ上げるのに余分な力が必要になり、自律神経が酷使されます。**足を温めると血管が拡張して血流がよくなるので、脳を休めることができるのです**。体内の太い血管は、ひざの裏や足首で、皮膚のすぐ下を通ります。

銭湯や温泉などで浴槽に十分な広さがあるときは、足を伸ばして、ひざの裏や足首を温めると、血流がより促されます。

やむを得ずシャワーで済ませる場合も、浴室から出る直前に、ひざの裏と足首にピンポイントでシャワーを30秒ほど当てると効果的です。足湯も入眠にはいいでしょう。

アロマセラピーでは疲れはとれない？

✧疲労軽減には「緑林の香り」を

アロマセラピーに使われるほとんどの「アロマ」には、直接の疲労軽減効果はありませんが、**好きな香りをかぐとリラックスしますので、副交感神経を優位にするには有効です**。

ただし、香りを出したり止めたりして、断続的にかがないと、十分な効果は得られません。動物の五感の中で、最も「慣れ」が早いのが嗅覚《きゅうかく》だからです。

慣れとは、一種の「キャンセル機能」で、キャンセル機能が働くと、かいでいた香りが感知できなくなります。感知できなくなると効果はなくなります。

アロマを楽しむ場合には、断続的に香りが出るアロマディフューザーを使うか、窓を開けて自然なそよ風を入れるようにすると、キャンセル機能が働きにくくなり効果が持続します。

ちなみに、**疲労軽減効果が科学的に認められた香りには、「緑林の香り」がありま す**。サルを用いた実験で、長時間課題をさせた際にみられる反応時間の遷延《せんえん》が有意に抑えられたという結果が報告され、その後、ヒトでも同様の抗疲労効果のあることが実証されています。

「緑林の香り」は、「青葉アルコール」と「青葉アルデヒド」という2つの主成分で構成されています。これらは、キャンセル機能が働くまでの時間が長いことが証明されていますので、アロマセラピーに使うのもおすすめです。

体の衰えを感じたら鍛えるべきは筋肉？ それとも自律神経？

✧激しい運動はかえって脳に負担をかける

休日に運動で体を動かすのは、健康のためにとてもよい習慣ですが、**激しい運動は、脳に負担をかける要因になりますので、控えましょう。**

激しい運動は心拍数が増えて血圧が上昇し、体温が上がるので、体の恒常性を保とうと自律神経が過度に働きます。その結果、活性酸素が増え、細胞が重度に酸化して疲労につながります。

激しい運動は、時としてランナーズハイに代表されるように、達成感や爽快感で疲労感を消してしまうことがあるので要注意です。

一方、軽い運動は疲労回復と健康維持に役立ちます。

軽い運動は、血液循環を高め、筋肉量の保持に有用です。

血液循環を高めることは自律神経の働きを助けることにつながります。また、筋肉は傷ついた細胞を修復する成長ホルモンを分泌するので、筋肉量は維持しなければなりません。

そう考えると、軽めの運動を週３日程度行うのがベストといえるでしょう。

では、どこまでの運動が「軽い運動」なのでしょうか。

それにはまず、**自律神経の働きは、年齢とともに衰える**ものだと認識してください。

自律神経の機能は
年齢と共にこんなに落ちていく！

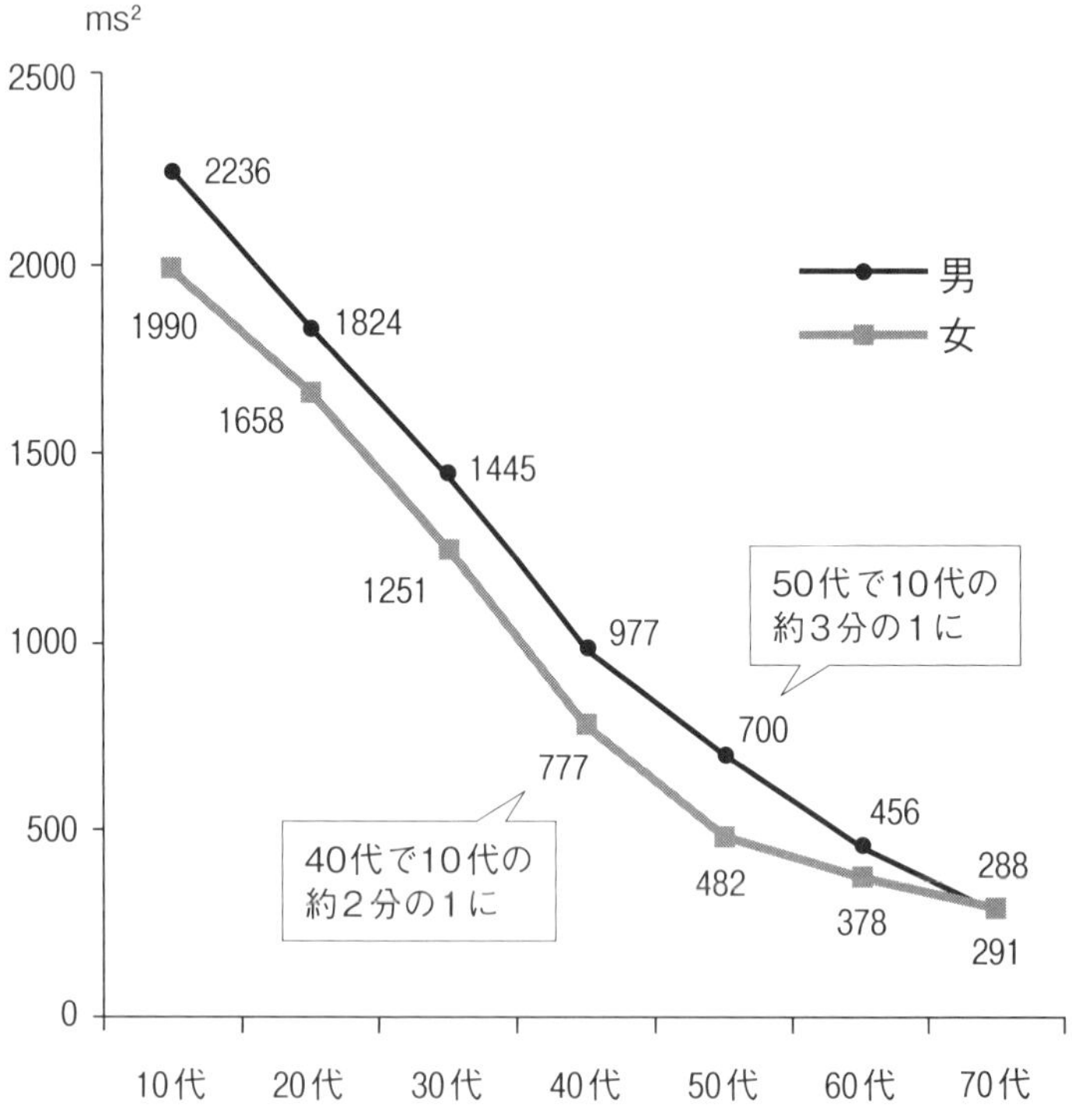

✧自律神経の機能は40代で半分に

個人差もありますが、多くの人の場合、自律神経の機能は10代にピークを迎えます。そこからだんだんと機能は衰えていき、**男性は、40代で10代の約2分の1、50代で約3分の1になる**というデータが示されています。

スポーツ選手が「体力の限界を感じたので引退する」と発表をすることがありますが、衰えているのは、実は筋肉ではなく自律神経です。

一般にいわれる「持久力」や「体力」という用語は、実はこの自律神経の機能そのものを意味しているのです。

自律神経は、心拍や呼吸、体温など、スポーツに欠かせない生命活動をコントロールしますので、その機能が衰えると、疲れやすくなり、パフォーマンスが落ちます。サッカー選手、特にMF（ミッドフィールダー）は、自律神経を最も酷使するポジションといわれています。

MFの引退の年齢が比較的若いのは、そのためです。

✧1日20分以内の軽めの運動で自律神経を鍛える

動物界では、自律神経の働きがピークの3分の1になってしまうと、外敵に狙われたり、季節の変化に順応できなくなったりして、間違いなく死んでしまうでしょう。

人間界ではそのようなことはありませんが、「若い頃できたことは、今でもできる」などと考えず、無理をしないことが大切です。

「年寄りの冷や水」という言葉は、それを戒《いまし》めるためにあるのでしょう。

自律神経は、ある部分までは、回復を図りながら鍛えることはできます。

ぐっすり休んだら、回復できるところまで行うのが、「最適なトレーニング」です。

目安は、40歳未満の健常者であれば、「息は弾むけれど切れない」「汗はじんわりにじむ」程度。

40歳以上では、「会話が交わせる程度」の運動強度がよいでしょう。

健康な成人であれば、ウォーキング、軽いジョギング、サイクリングといった有酸素運動を1回10分程度から始めてみましょう。20分以上行う必要はありません。余力がある場合は、1回の時間ではなく、頻度を増やします。

ただし、**仕事や行事で自律神経が酷使された日は運動は控えるべきです。**

飽きたり、疲れたりしたら、無理せず切り上げて休んでください。

疲れに効くキーワード「ゆらぎ」

✧「ゆらぎ」のない環境は不自然

みなさんは、「ゆらぎ」という言葉を聞いたことはあるでしょうか。

「ゆらぎ」とは、自然界に存在する規則性を有する不規則を指します。たとえば、木漏れ日やそよ風、葉ずれのかすかな音や鳥のさえずり。小川のせせらぎ音は規則的にも聞こえますが、完全に同じ状態は再現されないという不規則性を持っています。

これを「カオス」ともいいますが、「カオス」の持つ「ゆらぎ」こそが自律神経に癒やしを与えてくれます。森林浴をすると気持ちがよいのは、森が「ゆらぎ」に満ちているからなのです。

「ゆらぎ」は、動物が生きていくうえで、必要不可欠な要素です。

たとえば、**人間の有する脳波や拍動は「ゆらぎ」を持っており、脳波も「ゆらぎ」があるからこそ「ひらめき」が生まれるのです。**

ところが、人間が暮らす都会は非常に規則的で、むしろ「ゆらぎ」を排除する方向に発展してきました。たとえば、都会には窓が開かないオフィスも少なくありません。空調も一定でそよ風もありません。照明もずっと同じ照度で照らし続け、太陽光のような「ゆらぎ」も、太陽光を遮る雲の「ゆらぎ」もありません。

「ゆらぎ」のない環境はあきらかに自然界には存在しない「不自然な状態」であり、不自然な環境は危険を意味し、自律神経を休めることができないのです。

「カオス」的な「ゆらぎ」が科学的に知られるようになったのは、せいぜい30年ほど前ですが、西洋の教会建築に見られるステンドグラスは、「木漏れ日」の「ゆらぎ」を再現したものといわれています。ステンドグラスの光は、空気、雲など、複数のフィルターを通じて太陽光が地上に届くため、差し込む光の強さは刻一刻と変わります。また、ステンドグラス自体も、厚さや成分、色の異なるガラスをいくつも重ねることで、葉っぱが重なり合った木漏れ日を人工的に作り出しています。もしかしたら西洋人は、「ゆらぎ」のもたらすリラックス効果に気づき、癒やしの場である教会にとり入れていたのかもしれません。

日本の木造家屋ではどうでしょうか。

木には、湿気を吸収したり温度調節をしたりしてくれる機能があり、自然界のゆらぎの影響を受けます。古い木造家屋ではすきま風も生じます。本来「ゆらぎ」は自然がもたらすものですが、ステンドグラスや木造家屋のようにある程度人工的に作り上げることもできます。

窓のある部屋にいる場合は、窓を開けて外気を取り入れたり、屋外のざわめきを聞いてみたりしてください。屋外に出られる環境であれば、**近所の公園のベンチに10分座るだけでも、「ゆらぎ」の効果を感じることができます。**

✧五感の不一致は危険信号

そして、安心・安全・快適な空間を作るのに必要なもうひとつのキーワードは、「五感の一致」です。

たとえば、「木陰が涼しい」は、すべての動物がＤＮＡレベルで知っていることです。木陰にいるのに暑いのは、「ほかの動物がいる」という危険信号なのです。

このように、**五感を一致させないと恐怖心や違和感が芽生え、自律神経が緊張して疲れてしまいます**。人間を含む動物は五感が一致しないと快適性を享受できず、逆に自律神経を疲れさせるのです。森が心地よいのは、「ゆらぎ」をもつそよ風、木漏れ日、小川のせせらぎ、木々の香りなど五感に訴えるすべてが一致しているからなのです。

疲れたときは、安心・安全・快適な場所でのんびり過ごすのが最高の疲労回復法です。

衝動は脳が発する疲れの危険信号

✧「なんとなく」という感覚を見逃さない

日頃の生活の中で、一番大切にしたい感覚は、第六感です。第六感といっても、オカルト的な話ではありません。「なんだか今日は駅の階段を昇るのがつらいな」といった、「なんとなく浮かんできた感覚」のことです。

「なんとなく今日はバスに乗りたくないな」「会社に行きたくないな」といった感覚は、無意識の中で体が発する疲れの危険信号であることが多いのです。

人間は自分の体に起こっている現象さえ案外わかっていないのです。

でも、そんなさまざまな情報も無意識下であっても何らかの処理はされています。そういった情報を統合したものを、私たちは「第六感」としてなんとなく感じているわけです。

ですから、この「なんとなく」の感覚を軽視してはいけません。

実際に**第六感を大切にしている人は成功しやすく、大きなミスが少なかったり、自分の体調をコントロールするのも上手です**。無意識な潜在意識が発する第六感を無視せずに、自分の行動にうまく反映させることが「疲労感なき疲労」を軽減させるコツともいえます。

逆に、うつ状態になってしまう人、ストレスを真正面から受けてしまう人は、せっかくある第六感を無視して、ノルマや気合いで行動してしまう傾向があります。

もしあなた自身に「疲れやすい」「ストレスがたまりやすい」という実感があるようなら、「なんとなく」わいてくる感覚を、無視してはいないか考えてみてください。

「疲れ」の対策として、日頃から第六感の感覚を大切にしてみることをおすすめします。

疲労回復の名医が教える
誰でも簡単に疲れをスッキリとる方法

発行日　2019年　7月　1日　第1刷

著者　　梶本修身

本書プロジェクトチーム
編集統括　柿内尚文
編集担当　小林英史、舘瑞恵
デザイン　菊池崇＋櫻井淳志（ドットスタジオ）
編集協力　石川守延、山崎修
料理制作　浅野まみこ
料理アシスタント　関西真穂
料理スタイリング　上杉沙織
写真　中川文作
モデル　桜木悠里（SOSモデルエージェンシー）
衣装協力　suria（インターテック）
校正　中山祐子

営業統括　丸山敏生
営業担当　石井耕平
営業　増尾友裕、池田孝一郎、熊切絵理、大原桂子、矢部愛、桐山敦子、綱脇愛、渋谷香、寺内未来子、櫻井恵子、吉村寿美子、矢橋寛子、遠藤真知子、森田真紀、大村かおり、高垣真美、高垣知子、柏原由美、菊山清佳
プロモーション　山田美恵、林屋成一郎
講演・マネジメント事業　斎藤和佳、高間裕子、志水公美

編集　栗田亘、村上芳子、堀田孝之、大住兼正、菊地貴広、千田真由、生越こずえ、名児耶美咲
メディア開発　池田剛、中山景、中村悟志
マネジメント　坂下毅
発行人　高橋克佳

発行所　株式会社アスコム

〒105-0003
東京都港区西新橋2-23-1　3東洋海事ビル
編集部　TEL：03-5425-6627
営業部　TEL：03-5425-6626　FAX：03-5425-6770

印刷・製本　株式会社光邦

Printed in Japan ISBN 978-4-7762-1049-8